高级卫生专业技术资格考试用书
临床医学检验学模拟试卷（四）

中国协和医科大学出版社
北　京

模拟试卷（四）

一、单选题（以下每道考题有5个备选答案，请选择1个最佳答案）

1. 按 NCCLSEP6 进行线性评价推荐的标本数为（　）。
   A. 3
   B. 4
   C. 8
   D. 5
   E. 10

2. 珠蛋白生成障碍性贫血患者外周血中能见到的异常红细胞为（　）。
   A. 泪滴形红细胞
   B. 椭圆形红细胞
   C. 球形红细胞
   D. 镰形红细胞
   E. 靶形红细胞

3. 尿中出现大量淋巴细胞与单核细胞主要见于（　）。
   A. 肾梗死
   B. 肾病综合征
   C. 急性肾小球肾炎
   D. 肾移植后排异反应
   E. 慢性肾小球肾炎

4. 患者，男，46岁。因尿频、尿急和尿痛在某日上午就诊，需要进行尿液常规检验，但由于特殊情况，其尿液常规检查需要在当天下午进行，保存上午采集的尿液标本的方法为（　）。
   A. 加甲醛
   B. 于4℃冰箱中
   C. 加麝香草酚
   D. 加硼酸
   E. 加甲苯

5. 以下有关高血压病生化改变的叙述错误的是（　）。
   A. 嗜铬细胞瘤引起的继发性高血压患者尿中 VMA 明显升高，儿茶酚胺接近正常
   B. 盐类物质中，钠本身并不产生加压反应，只有钠和氯结合才在血压调控中起重要作用
   C. 高血压是一种多基因遗传性疾病，无论原发还是继发高血压都有机体生化异常的表现
   D. 原发性高血压定期检测24小时尿儿茶酚胺、肾素、血管紧张素、醛固酮、电解质等有利于了解病情、治疗监测和药物的选择
   E. 库欣综合征的实验室检查为尿皮质醇上升，高于正常2~3倍

6. 脱氧吡啶酚表现出更高骨吸收特异性和灵敏度的原因除以下哪项（　）。
   A. 软骨是主要来源
   B. 由胶原自然形成
   C. 不受饮食的影响
   D. 骨是主要来源
   E. 排出前不被代谢

7. 患者，男，37岁。血压高、水肿、乏力、尿量减少。尿液外观呈洗肉水样血尿，混浊。尿分析仪结果：ERY（+ + +）、

PRO（++）、SG（1.025）、WBC（+）；显微镜检查：白细胞2~6个/HP，粗颗粒管型1~2个/LP，透明管型1~2个/LP，红细胞管型0~1/LP。其最可能的诊断为（ ）。
A. 急性肾小球肾炎
B. 肾结核
C. 膀胱炎
D. 肾动脉硬化
E. 肾盂肾炎

8. 以下有关钠尿肽（BNP）特性的叙述错误的为（ ）。
A. 怀疑心衰患者应首先检查BNP，如BNP阳性，再作超声和其他进一步检查
B. 虽然BNP是一个较可靠的CHF诊断指标，但其升高程度和CHF严重程度并不相一致
C. BNP是呼吸困难患者一个将来发生CHF的较强的预示因子
D. BNP有很高的阴性预测价值，BNP正常可排除心衰的存在
E. BNP是由心、脑分泌的一种多肽激素，在机体中起排钠、利尿、扩张血管的生理作用

9. 某患儿夜间易惊醒，烦躁，多汗，骨变软，弯曲变形。可能与哪种维生素缺乏有关（ ）。
A. 维生素C
B. 维生素E
C. 维生素D
D. 维生素B
E. 维生素A

10. 患者，男，57岁。乙肝“小三阳”10余年，B超检查发现肝区结节状肿块数个。实验室检查：AFP > 1000ng/L，ALT 35U/L。诊断可以考虑为（ ）。
A. 原发性肝癌
B. 胰腺癌
C. 胆管癌
D. 肾癌肝转移
E. 胃癌肝转移

11. 巯基乙醇是强还原剂，可把带有二巯键的IgM由19S降到7S的IgM，因而会减少（ ）。
A. 凝集红细胞的能力
B. 通过胎盘的能力
C. 与Fc受体结合的能力
D. 结合抗原的能力
E. 结合补体的能力

12. 患者，男，27岁。感冒6天后出现颜面及双下肢水肿，尿少。查体：血压160/100mmHg，尿蛋白（++），尿沉渣：红细胞（++），Scr 130μmol/L。2周后少尿，BUN 28mmol/L，Scr 620μmol/L，诊断可能性大的是（ ）。
A. 肾病综合征
B. 慢性肾炎
C. 急进性肾小球肾炎
D. 高血压肾病
E. 急性肾小球肾炎

13. 有关神经、精神疾病的实验室检查叙述错误的为（ ）。
A. 亨廷顿病患者神经元内有Lewy小体
B. 假肥大性肌营养不良患者的血CK升高
C. 家族性帕金森病PD1型患者病检神经元胞质内有Lewy小体
D. 肝豆状核变性病患者的血、脑脊液、尿Cu升高
E. 2A型进行性肌阵挛性癫痫患者的PAS阳性

14. 患者，男，58 岁。恶心，呕吐，胸痛，血压 80/60mmHg，心电图示急性心肌梗死。发病已 8 天，酶值升高的是（　）。

A. AST

B. ALT

C. LD

D. γ-GT

E. CK-MB

15. 不易见到靶形红细胞的疾病为（　）。

A. 阻塞性黄疸

B. 珠蛋白生成障碍性贫血

C. HBS 病

D. 脾切除后

E. 缺铁性贫血

16. 患者，女，37 岁。查体：贫血貌，消瘦。易患感冒。外周血检查结果：MCV 75fl，MCH 26pg，MCHC 332g/L，RDW 17.5%，WBC 及 DC 正常。该患者贫血属（　）。

A. 小细胞非均一性

B. 正常细胞均一性

C. 小细胞均一性

D. 大细胞非均一性

E. 大细胞均一性

17. 交叉配血时出现：主侧(+)、自身(-)、抗体筛选(+)，可能原因为（　）。

A. 供血者红细胞直接抗球蛋白试验阳性

B. 患者血清中有抗体，但筛选细胞上无相应抗原

C. 患者血清中的同种抗体与供血者红细胞上相应抗原反应

D. 患者血清可能含 ABO 抗体

E. 患者或供血者 ABO 错误

18. 有关十二烷基月桂酰硫酸钠（SLS）血红蛋白测定法，正确的叙述为（　）。

A. 十二烷基月桂酰硫酸钠不破坏 WBC

B. 突出优点是简便

C. 是 Hb 测定的参考方法

D. 能用吸光度“A”值直接计算 Hb 浓度

E. 不能用于同时测定白细胞计数和 Hb 测定的血细胞分析仪

19. 患者，女，27 岁。16 岁时开始出现乏力，头晕，月经量过多，曾服用铁剂治疗，症状没有明显改善。查体：皮肤黏膜苍白，贫血貌，余无异常。外周血检查结果：Hb 82g/L，RBC $3.2\times10^{12}/L$，HCT 0.29，RDW 18.5%。该患者最可能的诊断为（　）。

A. 急性失血性贫血

B. 珠蛋白生成障碍性疾病

C. 再生障碍性贫血

D. 慢性感染性贫血

E. 缺铁性贫血

20. 患者红细胞计数为 $2.3\times10^{12}/L$，白细胞计数为 $180\times10^{9}/L$，其红细胞计数结果应报告为（　）。

A. $2.0\times10^{12}/L$

B. $2.1\times10^{12}/L$

C. $2.3\times10^{12}/L$

D. $2.25\times10^{12}/L$

E. $2.12\times10^{12}/L$

21. 把 A、B、C 混合样品经过 Sephadex-25 凝胶柱分离，洗脱的先后顺序为 B、A、C，可以认为（　）。

A. A 的分子量比 B 大

B. A 的溶解度最小

C. C 的分子量比 A 小

D. C 的分子量最大

E. C 是糖类，亲和力大

22. 患者，女，38 岁。关节痛，低热，气喘 1 个月余。查体：面部可见蝶形红斑，口腔溃疡，左下肺未及呼吸音，胸片示左肺中等量积液，尿常规示蛋白（++）、RBC（+），血常规：Hb 110g/L，WBC 3.2×10^9/L，PLT 95×10^9/L。该患者最有可能的诊断为（ ）。
A. 急性肾小球肾炎
B. 结核性胸膜炎
C. 系统性红斑狼疮（SLE）
D. 恶性肿瘤
E. RA

23. 血小板Ⅲ因子活性主要是以下哪种物质由膜内侧转向膜外侧所形成的（ ）。
A. 磷脂酰丝氨酸
B. 磷脂酰肌醇
C. 磷脂酰乙醇胺
D. 甘油磷脂
E. 磷脂酰胆碱

24. 由可溶性纤维蛋白形成不溶性纤维蛋白的过程中，除需要 Ca^{2+} 外，还需要以下哪种因子（ ）。
A. Ⅻa
B. Ⅻ
C. ⅩⅢ
D. ⅩⅢa
E. Ⅹa

25. 患儿，女，6 岁。因重型 β 珠蛋白生成障碍性贫血反复输血治疗出现铁负荷过重，需驱铁治疗。以下哪项指标最能反映驱铁治疗的效果（ ）。
A. 血清铁
B. 转铁蛋白
C. 可溶性转铁蛋白受体
D. 总铁结合力
E. 铁蛋白

26. 骨髓检查原始粒细胞 >80%，早幼粒细胞 >10%，应考虑为（ ）。
A. 急性髓细胞白血病 M3 型
B. 急性髓细胞白血病 M5 型
C. 急性髓细胞白血病 M2 型
D. 急性髓细胞白血病 M4 型
E. 急性髓细胞白血病 M1 型

27. 患者，男，57 岁。因皮肤出现淤斑 25 天，头痛 16 天入院。查体：贫血貌，全身可见散在大小不等淤斑，以四肢为主，压之不褪色，胸骨下段有压痛，肝脾肋下未扪及。实验室检查：BR 示三系细胞均减少；BM 示骨髓增生明显活跃，其中原始粒细胞占非红系细胞的 48.5%，其余各阶段粒细胞占 32%，单核细胞占 14%，红系增生受抑，巨核细胞 2/片，该患者最可能的诊断为（ ）。
A. 急性髓系白血病 M_2
B. 急性髓系白血病 Mb
C. 急性髓系白血病 M_1
D. 再生障碍性贫血
E. 骨髓异常增生综合征

28. 杜氏利什曼原虫无鞭毛体主要寄生于脊椎动物的哪类细胞中（ ）。
A. 嗜碱性粒细胞
B. 嗜酸性粒细胞
C. 单核巨噬细胞
D. 淋巴细胞
E. 中性粒细胞

29. 阴道毛滴虫常用检查方法为（ ）。
A. 尿液检查法
B. 体外培养法
C. 饱和盐水浮聚法

D. 组织切片检查法
E. 阴道分泌物生理盐水涂片法

30. 病原菌侵入血流并在其中大量繁殖，产生毒性代谢产物，引起严重的全身中毒症状称（ ）。
A. 脓毒血症
B. 菌血症
C. 败血症
D. 内毒素血症
E. 毒血症

31. 检查恶性疟宜在发作时采血，此时血片中最易查到疟原虫的哪一阶段（ ）。
A. 雌配子体
B. 裂殖体
C. 大滋养体
D. 雄配子体
E. 环状体

32. 患者，女，发热 7 天，乏力、腹泻、腹胀、脾肿大。外周血白细胞偏低，发病后曾服用退热药及磺胺药，但发热未退，临床怀疑为伤寒病。为进一步确诊，首选应做的检查为（ ）。
A. 粪便培养
B. 肥达反应
C. 抗 O 试验
D. 骨髓培养或血培养
E. 尿培养

33. 患儿，男，3 岁。在幼儿园进食后出现腹痛、血便和肾衰竭，同时进食儿童也有数人出现相同的症状，被诊断为出血性结肠炎。细菌培养只有大肠埃希菌生长，可能的病原菌为（ ）。
A. 肠侵袭性大肠埃希菌
B. 肠致病性大肠埃希菌
C. 肠出血性大肠埃希菌
D. 肠凝聚性大肠埃希菌
E. 肠毒素性大肠埃希菌

34. 患者，男，28 岁。不规则发热持续半个月，伴有轻度腹泻。检验结果显示血象基本正常，肥达反应呈进行性异常，最后一次检查其效价分别为：O 1:80，H 1:160，A 1:40，B 1:640。外斐反应 OX_2 1:80，OX_{19} 1:80，Oxk 1:40。应考虑为（ ）。
A. 斑疹伤寒
B. 副伤寒丙
C. 副伤寒甲
D. 副伤寒乙
E. 伤寒

35. 室间质量评价活动主要评价的为（ ）。
A. 总误差
B. 特异性
C. 精密度
D. 准确度
E. 灵敏度

二、多选题（以下每道考题有 5 个备选答案，每题至少有 2 个正确答案）

1. 化脓性积液的特点有（ ）。
A. LD 降低
B. 属于恶性积液
C. 溶菌酶含量增高
D. 细胞总数增高
E. 蛋白质含量增高

2. 关于红细胞体积分布宽度，叙述正确的为（ ）。
A. RDW 比 Price–Jonce 曲线更准确

B. RDW 升高 MCV 减小，为小细胞非贫血
C. 是反映外周血红细胞体积大小异质性的参数
D. RDW、MCH 均正常为正细胞均一性贫血
E. 用红细胞体积的变异系数（CV）来表示

3. 符合变形杆菌引起的肾盂肾炎的检查结果为（　）。
A. 尿糖定性阳性
B. 尿蛋白定性阳性
C. 尿液混浊，呈碱性
D. 大量脓细胞
E. 潜血试验阳性

4. 尿液出现闪光细胞的疾病有（　）。
A. 急性间质性肾炎
B. 阴道炎
C. 肾盂肾炎
D. 前列腺炎
E. 膀胱炎

5. 做好室内质控工作应注意的事项为（　）。
A. 质控血清定值方法要可靠，应有参考实验室作后盾
B. 要熟知室内质控的知识
C. 每天应将测定结果反映在质控图上
D. 要有良好的质控血清
E. 质控血清要随标本一起检测

6. 新生儿甲状腺功能筛查正确的采血时间应为（　）。
A. 出生后立即采血
B. 分娩时取脐血
C. 出生 7 天后
D. 新生儿出生后的前 5 天
E. 出生后的 4~6 天

7. 影响缩短测定周期（TAT）的因素包括（　）。
A. 标本转送时间
B. 分析前标本预处理时间
C. 分析时间
D. 送交结果到开单科室时间
E. 标本抽取时间

8. 有关神经组织糖代谢特点叙述错误的为（　）。
A. 代谢方式主要为磷酸戊糖途径
B. 葡萄糖是神经组织最重要和实际上唯一有效的能量来源
C. 缺氧时，丙酮酸、乳酸堆积可危害大脑功能
D. 血中葡萄糖的正常水平和通过扩散进入神经组织的少量磷酸己糖是维持脑的日常功能运转所必需的
E. 神经组织中葡萄糖的浓度高于血浆

9. 临床上长期使用哪些药物需进行治疗药物监测（TDM）（　）。
A. 青霉素
B. 氨茶碱
C. 地高辛
D. 环孢素
E. 苯妥英钠

10. 正常情况下，表达 MHC-Ⅰ类分子的细胞有（　）。
A. 成熟红细胞、神经细胞及滋养层细胞
B. 血小板、网织红细胞
C. 肝、肾、皮肤、主动脉和肌肉等的细胞
D. 白细胞
E. 淋巴细胞

11. 细胞因子的生物学测定方法主要有（　）。
A. 靶细胞杀伤法
B. 细胞因子诱导产物测定法
C. 细胞病变抑制法
D. 趋化作用测定法
E. 促进细胞增殖法

12. 在运用台盼蓝染色法进行受者血清中细胞毒性预存抗体测定时，以下叙述正确的为（　）。
A. 着色者为死细胞，有细胞毒性预存抗体存在
B. 着色者为活细胞，无细胞毒性预存抗体存在
C. 不着色者为死细胞，表明无细胞毒性有抗体存在
D. 不着色者为活细胞，表明无细胞毒性预存抗体存在
E. 不着色者为死细胞，表明有细胞毒性预存抗体存在

13. 与慢性再障相比，急性再障有哪些特点（　）。
A. 网织红细胞数较高
B. 血红蛋白含量下降较快
C. 血小板数更低
D. 白细胞数更低
E. 中性粒细胞数较高

14. 关于珠蛋白生成障碍性贫血，以下叙述正确的是（　）。
A. 东南亚为高发区之一
B. 出现靶形红细胞、嗜碱性点彩红细胞
C. 我国北方多见
D. 红细胞渗透脆性显著降低
E. 遗传性珠蛋白基因缺失

15. 以下符合真性红细胞增多症血象特点的为（　）。
A. 外周血中性粒细胞碱性磷酸酶（NAP）积分减低至0
B. 无感染及其他原因引起白细胞计数多在（12~30）$\times 10^9$/L
C. HCT（血细胞比容）增高，男 >0.50，女 >0.45
D. 血小板计数增高达（400~500）$\times 10^9$/L
E. 男 Hb >180g/L，RBC >6.5 $\times 10^{12}$/L；女 Hb >170g/L，RBC >6.0 $\times 10^{12}$/L

16. 以下判断急性白血病复发的标准为（　）。
A. 骨髓原粒细胞Ⅰ型+Ⅱ型 >5% 且 <20%，经过有效抗白血病治疗3个疗程仍未达骨髓完全缓解
B. 骨髓原粒细胞Ⅰ型+Ⅱ型（原单+幼单或原淋+幼淋）>10% 且 <20%，经2个疗程有效抗白血病治疗未达骨髓完全缓解
C. 骨髓原粒细胞Ⅰ型+Ⅱ型（原单+幼单或原淋+幼淋）>20%
D. 骨髓原粒细胞Ⅰ型+Ⅱ型（原单+幼单或原淋+幼淋）>5% 且 <20%，经过有效抗白血病治疗1个疗程仍未达骨髓完全缓解
E. 骨髓外白血病细胞浸润

17. 关于非发酵菌生长条件，叙述正确的为（　）。
A. 大部分为专性需氧菌
B. 大部分为微需氧菌
C. 培养温度以30℃为宜
D. 大部分为兼性需氧菌
E. 体外培养时不易生长

18. 有关溶血空斑试验，以下叙述正确的为

( )。
A. 被动溶血空斑试验是非红细胞抗体性溶血空斑试验，可检测 SRBC 上抗原相应的抗体形成细胞
B. 反向间接溶血空斑试验可用于检测人类 IgG 形成细胞，与抗体的特异性无关
C. 经典溶血空斑形成试验中每一个空斑中央含一个抗体形成细胞，其大小表示抗体形成细胞产生抗体的多少
D. 经典溶血空斑形成试验直接法所测到的细胞为 IgM 类抗体形成细胞，而其他类抗体形成细胞需用间接法检测
E. 经典溶血空斑形成试验是用来检测动物抗体形成细胞功能的

19. 最常见的条件致病菌引起的内源性感染有（ ）。
A. 中枢神经系统感染
B. 下呼吸道感染
C. 上呼吸道感染
D. 泌尿道感染
E. 抗生素相关性腹泻

20. 从功效函数图中可获得的信息有（ ）。
A. 检测的精密度
B. 检测的准确度
C. 假失控概率
D. 效率
E. 误差检出概率

三、案例分析题（每个案例至少有 3 个提问，每个提问有多个备选答案，其中正确答案有 1 个或几个）

（1~3 题共用题干）

某医院新生儿科 7 名新生儿 1 周内相继出现发热，心率加快，肝、脾肿大等临床症状，其中 5 名新生儿发生弥散性血管内凝血，相继死亡。

1. 为控制病情蔓延，应积极采取的措施为（ ）。
A. 补充热量
B. 补充蛋白质
C. 切断传播途径
D. 隔离患者
E. 采取切实有效的治疗措施
F. 采取切实有效的消毒、灭菌措施
G. 查找传染源

2. 根据上述信息，该科新生儿出现的情况为（ ）。
A. 社区获得性感染
B. 先天不足
C. 感染性疾病
D. 医院内感染
E. 流行性出血热
F. 遗传性疾病

3. 为明确诊断应紧急检查的检验项目为（ ）。
A. 血清 HBV DNA 检测
B. 微生物培养、鉴定及药物敏感试验
C. 各类微生物抗体检测
D. 涂片找细菌、真菌和抗酸菌等
E. 血清 ALP 检测
F. 血清 ALT 检测
G. 血细胞计数检测
H. 凝血功能检测

（4~6 题共用题干）

患者，男，60 岁。糖尿病史 9 年，一直采用口服降糖药治疗，但对药物的依从性不

佳，饮食控制不严格。2 周前测定空腹血糖为 10.8mmol/L，现测定空腹血糖和餐后 2 小时血糖分别为 12.6mmol/L 和 19.2mmol/L。

4. 如果要确定是否需要胰岛素治疗，需测定的指标为（　）。
   A. 血浆胰岛素原
   B. 血浆 C 肽
   C. 尿清蛋白排泄率（UAER）
   D. 血浆胰岛素
   E. 血浆胰高血糖素
   F. 血浆谷氨酸脱羧酶抗体（GADA）
   G. 血浆抗胰岛素自身抗体（IAA）
   H. 血浆胰岛细胞抗体（ICA）

5. 要更好地了解患者近期 2~3 个月的药效，最好测定（　）。
   A. UAER
   B. 血液 pH
   C. 血糖化清蛋白（AG）
   D. 血酮体
   E. 血浆糖化血清蛋白（GSP）
   F. 血 HbA1c
   G. 血 HbA1

6. 为了解患者是否已发生糖尿病肾病，应测定的指标为（　）。
   A. 血浆胰岛素原
   B. 血浆胰岛素
   C. UAER
   D. 血浆 C 肽
   E. 血浆 IAA
   F. 血浆 GADA
   G. 血浆胰高血糖素
   H. 血浆 ICA

（7~9 题共用题干）

患者，男，54 岁。因严重的背部疼痛及不适，几个月内体重下降 3kg。实验室检查：血清总蛋白 110g/L，清蛋白 39g/L，血清蛋白电泳见 γ-球蛋白区带中间部分显著深染，其扫描峰高于清蛋白。

7. 为进一步确定该典型蛋白峰，需采用的方法为（　）。
   A. 紫外分光光度法
   B. 免疫比浊法
   C. 离子交换层析法
   D. 免疫固定电泳
   E. 琼脂糖凝胶电泳
   F. 醋酸纤维素薄膜电泳

8. 其血清蛋白电泳中所见的典型蛋白峰为（　）。
   A. IgG
   B. IgM
   C. 免疫球蛋白重链
   D. 本-周蛋白
   E. M 蛋白
   F. 免疫球蛋白轻链

9. 可初步诊断为（　）。
   A. 肾结石
   B. 急性胰腺炎
   C. 多发性骨髓瘤
   D. 肝硬化
   E. 肝癌
   F. 背部劳损

（10~12 题共用题干）

患者，女，35 岁。因车祸引起右踝骨折入院。患者没有其他任何症状，否认黄疸、发热、腹痛、关节痛、恶心、呕吐、呕血、黑便和疲劳，无输血史。未服用对乙酰氨基酚等非甾体抗炎药和其他药物，无肝炎史。2 个月前大量使用静脉注射药约 2 周。查体：右踝骨折，无黄染、发热。心、肺正常。腹软，无触痛。血压 109/68mmHg，心率70次/分，呼吸16次/分。实验室检查：ALT 1178U/L，AST 746U/L。

10. 如果患者丙型肝炎病毒（HCV）IgG和HCV IgM阳性，有助于诊断和治疗的检测为（　）。
   A. 血清Na
   B. HCV RNA定量
   C. 血清CK–MB（肌酸激酶肛酶MB）
   D. 血清Mb（肌红蛋白）
   E. 血清Alb（清蛋白）
   F. 血清CEA（密胚抗原）
   G. 血清AST
   H. HCV分型

11. 为明确诊断应进行的实验室检测为（　）。
   A. 血清CK–MB
   B. 血清ALP（碱性磷酸酶）
   C. 血清AFP（甲胎蛋白）
   D. 肝炎病毒的血清学指标
   E. 血清IgE
   F. 血清CK
   G. 血清脂肪酸结合蛋白（FABP）
   H. 血清LDH（乳酸脱氢酶）

12. 根据以上信息，可初步考虑的疾病为（　）。
   A. 心肌炎
   B. 中毒
   C. 病毒性肝炎
   D. 高血压
   E. 胸膜炎
   F. 药物性肝损害
   G. 动脉粥样硬化
   H. 胆石症

（13~15题共用题干）

患者，女，52岁。食欲减退，消瘦、腹胀、潮热、盗汗、持续低热3个月，并伴有腹痛，不规则阴道出血。查体：腹部呈膨隆状，右下腹可扪及一肿块。肝、脾肋下未及。全身表浅淋巴结不肿大，皮肤和巩膜无黄染，右肺呼吸音低。腹水征阳性。

13. 根据以上体征，该患者可能患的疾病为（　）。
   A. 盆腔炎性包块
   B. 肝硬化腹水
   C. 畸胎瘤
   D. 结核性腹膜炎
   E. 卵巢非赘生性囊肿
   F. 卵巢癌
   G. 子宫内膜异位症
   H. 子宫肌瘤

14. 检查提示：B型超声检查肝、胆、脾无异常，子宫附件未见异常，有大量腹水。CT检查右侧卵巢有可疑包块。可以排除的疾病是（　）。
   A. 卵巢非赘生性囊肿
   B. 肝硬化腹水
   C. 盆腔炎性包块
   D. 结核性腹膜炎
   E. 畸胎瘤
   F. 卵巢癌
   G. 子宫内膜异位症
   H. 子宫肌瘤

15. 检查提示：腹水：黏蛋白阳性，有核细胞数2100 × 10^6/L，中性粒细胞0.82，淋巴细胞0.18，未找到癌细胞。结核杆菌DNA–PCR阴性。血清绒毛膜促性腺激素（hCG）3U/L，甲胎蛋白（AFP）15μg/L，癌胚抗原（CEA）35μg/L，CA125 500kU/L，CA19–9 110kU/L，SC-CA 3.5μg/L。该患者最可能的诊断为（　）。
   A. 盆腔炎性包块

B. 肝硬化腹水
C. 畸胎瘤
D. 结核性腹膜炎
E. 子宫内膜异位症
F. 卵巢癌
G. 卵巢非赘生性囊肿
H. 子宫肌瘤

（16～18 题共用题干）

患者，男，65 岁。间断尿频及排尿困难 6 年。查体：肛诊查前列腺Ⅲ度大；B 超：双肾正常，前列腺 4cm×7cm，残余尿 200ml，BP 160/100mmHg；无心肺疾病。

16. 若患者血清 PSA 浓度为 6.2μg/L，f-PSA/t-PSA 比值为 0.12，提示极有可能为（ ）。
A. 膀胱肿瘤
B. 前列腺肥大
C. 前列腺癌
D. 肾脏疾病
E. 泌尿生殖系统炎症
F. 前列腺炎

17. 需要进行鉴别的疾病为（ ）。
A. 膀胱癌
B. 神经源性膀胱
C. 前列腺炎
D. 膀胱炎
E. 膀胱颈硬化
F. 前列腺增生

18. 对明确诊断有意义的实验室检测指标为（ ）。
A. 前列腺酸性磷酸酶（PAP）
B. fPSA
C. 组织学肽抗原（TPA）
D. PCA3 基因
E. NMP22
F. 前列腺特异性抗原（PSA）

（19～21 题共用题干）

患者，男，46 岁。诊断为酒精性肝硬化失代偿期。实验室检查：血浆清蛋白 17g/L，PT 45 秒，血总胆红素 87mg/L，HBsAg 阴性，拟实施肝移植术。

19. 肝移植术前应对供体和受体进行配型，正确的为（ ）。
A. 要求 ABO 血型相符
B. 供体和受体 HLA 位点可以不同
C. 肝移植的效果与 HLA 配型无关
D. 补体依赖的微量细胞毒试验阳性是肝移植的禁忌
E. 特定细胞群反应抗体试验阳性是肝移植的禁忌
F. 供肝与受区应大小相配
G. 必须选择 MHC 配型相配的供者

20. 交叉淋巴毒试验阳性是心、肾和骨髓移植的禁忌，但对肝移植影响不大，这可能是因为（ ）。
A. 肝脏在排斥反应中属于所谓的“免疫特惠器官”
B. 血窦的库普弗细胞能吸附及灭活免疫复合物
C. 移植物的损伤多局限于胆管，而不扩散至广泛的肝细胞
D. 肝移植的效果与 HLA 配型无关
E. 肝脏可释放可溶性的 HLA Ⅰ类抗原“中和” HLA 抗体
F. 肝脏由肝动脉和门静脉双重供血

21. 有关肝移植术后免疫抑制剂的使用，正确的是（ ）。
A. 免疫抑制药物主要是抑制 B 淋巴细胞的作用
B. 由于肝脏是“免疫特惠器官”，因而

只需短期使用免疫抑制剂

C. FK506 对 T 淋巴细胞的抑制作用比 CsA（环孢素）强

D. 环孢素是常用的免疫抑制剂

E. 免疫抑制药物主要是抑制 T 淋巴细胞的作用

F. 糖皮质激素的药理作用是诱导活化的 T 淋巴细胞凋亡

（22～25 题共用题干）

患者，男，58 岁。全身乏力、体重减轻 3 个月余。查体：肝脏肋下 2.5cm，脾脏肋下 5cm，胸骨有压痛。外周血检测：Hb 96g/L，WBC 66.5 $\times 10^9$/L、PLT 320 $\times 10^9$/L，中性中幼粒细胞 0.11，中性晚幼粒 0.16，中性杆状核 0.24，中性分叶核 0.31，EOS 0.05，嗜碱性粒细胞 0.05，淋巴细胞 0.08。

22. 如患者在治疗过程中出现三系下降，WBC 0.5 $\times 10^9$/L，PLT 3 $\times 10^9$/L，Hb 4g/L，除常规输血外，可用于治疗的细胞因子为（　）。

A. 促红细胞生成素（EPO）

B. α–干扰素

C. 肿瘤坏死因子

D. IL–11

E. GM–CSF

F. IL–4

23. 为明确诊断需要做的进一步检查为（　）。

A. 骨髓白血病免疫分型

B. 免疫球蛋白测定

C. 中性粒细胞碱性磷酸酶染色

D. Ph 染色体检测

E. 腹部 B 超检查

F. CFU–GM 集落培养

G. 骨髓细胞学检查

24. 如果该患者确诊为慢性粒细胞白血病，可用于治疗该疾病的细胞因子为（　）。

A. EPO

B. 肿瘤坏死因子

C. α–干扰素

D. IL–4

E. IL–10

F. IL–6

25. 此患者的可能诊断为（　）。

A. 脾功能亢进

B. 类白血病反应

C. 恶性肿瘤

D. 急性粒细胞白血病

E. 慢性粒细胞白血病

F. 急性感染

（26～28 题共用题干）

患者，男，17 岁。自幼受伤后难以止血，应用抗血友病球蛋白、冷沉淀或新鲜冷冻血浆有明显效果，用库血、普通血浆效果不佳。1 天前参加短跑赛后感左膝关节肿胀疼痛。查体：左膝关节肿胀，皮肤青紫，压痛明显伴活动障碍。

26. 可能出现异常的实验室检查为（　）。

A. ELT 明显缩短

B. APTT 延长不能被正常血清纠正

C. PT 延长

D. BT 正常

E. CT 延长

F. 血浆 Fg 降低

H. APTT 延长不能被正常硫酸钡吸附血浆纠正

I. FⅧ/C 降低

J. vWF/Ag 测定异常

27. 为明确诊断，需要进行的检查是（　）。

A. 骨髓涂片测定

B. ELT 测定

C. APTT

D. PT

E. CT

F. BT

G. 血小板功能测定

H. 简易凝血激酶生成试验（STGT）或凝血活酶生成试验（TGT）及其纠正试验

I. 血浆 Fg 含量测定

J. 血小板计数

28. 最可能的诊断为（ ）。

A. 血小板无力症

B. 弥散性血管内凝血（DIC）

C. 血友病 B

D. 血管性血友病（vWD）

E. 血友病 A

（29~32 题共用题干）

患者，男，29 岁。因皮肤黏膜出血、发热 10 天入院。查体：贫血貌，皮肤可见淤点和淤斑，胸骨压痛(+)，肝、脾肋下未及，外周血象：WBC 33.54×10^9/L，Hb 75g/L，PLT 31×10^9/L，血涂片检查原始（幼稚）细胞。

29. 多数白血病患者恶性细胞存在克隆染色体异常，并累及相应基因，检测这一变化有助于建立正确诊断、确定治疗方案、明确疾病预后。M_3患者常检出融合基因（ ）。

A. TEL/AML1

B. PML/RARα

C. CBFB/MYH11

D. E2A/PBX1

E. TEL/AML1

F. AML1/ETO

G. DEK/CAN

H. BCR/ABL

30. MPO 染色阳性，氯乙酸 AS–D 萘酯酶染色阳性，α–乙酸萘酯酶（α–NAE）染色阳性，不被 NaF 抑制，结合细胞形态，诊断为急性早幼粒细胞白血病（M_3），进一步做白血病免疫分型。为髓细胞系分化抗原的是（ ）。

A. CD15

B. CD10

C. CD19

D. CD4

E. CD33

F. CD3

G. CD13

H. CD34

31. 骨髓细胞形态学检验是一种最基本的骨髓检验方法，其检验质量对临床诊治有重要影响，骨髓细胞形态学检验时需要注意（ ）。

A. 用浸油物镜观察判断骨髓增生程度

B. 对于溶血性贫血可得出确定性诊断意见

C. 应观察骨髓小粒多、涂片、染色良好的骨髓片

D. 对于分布不均匀的涂片应扩大计数范围

E. 在显微镜下应注意巡视和观察边缘区域

F. 取材较少，一张涂片不足以得到结论时，应观察全部涂片

G. 应结合骨髓细胞化学染色、免疫化学染色、细胞遗传学及分子生物学检查综合分析

32. 有关急性白血病 FAB 分类，叙述正确的为（ ）。

A. M_7型是急性巨核细胞白血病

B. L_1型急性淋巴细胞白血病细胞胞质空

泡常明显，呈蜂窝状

C. M_3型是急性单核细胞白血病

D. M_4型是急性粒-单核细胞白血病

E. 急性淋巴细胞白血病分 T 细胞型及 B 细胞型

F. 急性白血病分为急性淋巴细胞白血病和急性非淋巴细胞白血病

G. 急性非淋巴细胞白血病分 M_1 至 M_7 型

H. 骨髓纤维化

（33~35 题共用题干）

患者，女，56 岁。患糖尿病 9 年，因高热 1 周前来就诊。实验室检查：Hb 106g/L，PLT 412 × 10^9/L，WBC 38 × 10^9/L，中性中幼粒细胞 0.10，中性晚幼粒细胞 0.15，中性杆状核粒细胞 0.15，中性分叶核粒细胞 0.34，嗜碱性粒细胞 0.01，嗜酸性粒细胞 0.01，淋巴细胞 0.20，单核细胞 0.04，成熟中性粒细胞可见中毒颗粒和空泡。

33. 该患者如果是类白血病反应，其与慢性粒细胞白血病的鉴别要点为（　）。

A. 维生素 B_{12} 水平升高

B. 有原发疾病

C. 嗜酸性及嗜碱性粒细胞增多

D. 中性粒细胞碱性磷酸酶染色积分显著升高

E. 骨髓铁染色正常

F. 硝基四氮唑蓝试验呈阳性反应

G. 无 Auer 小体

H. 无 Ph 染色体

34. 诊断考虑的疾病有（　）。

A. 脾功能亢进

B. 类白血病反应

C. 急性单核细胞白血病

D. 急性粒细胞白血病

E. 淋巴瘤

F. 恶性肿瘤

G. 慢性粒细胞白血病

35. 为明确诊断需做的检查有（　）。

A. 腹部超声波检查

B. 骨髓活检

C. BCR/ABL 融合基因

D. 免疫球蛋白测定

E. 骨髓细胞学

F. 中性粒细胞碱性磷酸酶染色

G. Ph 染色体

（36~38 题共用题干）

患者，男，38 岁。因急性白血病入院。外周血白细胞数显著升高，骨髓活检示 70%~80% 为母细胞，诊断为急性粒-单核细胞白血病。并进行诱导化疗。化疗后，重复骨髓活检再示母细胞，故进行第 2 轮诱导化疗。之后患者中性粒细胞极度缺乏，并出现不明原因发热。进行广谱抗生素治疗后，仍持续发热，所以开始经验性静脉使用两性霉素 B。胸部 X 线片显示新的两侧绒毛状肺泡浸润，纤维支气管镜标本镜检显示为锐角分支、有隔膜的菌丝（3~4μm）。

36. 可使白血病患者引发肺部浸润的病原体为（　）。

A. 接合菌

B. 曲霉菌属

C. 革兰阴性杆菌

D. 金黄色葡萄球菌

E. 肺孢子菌

F. 新型隐球菌

G. 假丝酵母菌属

H. 巨细胞病毒

37. 该病原体可能为（　）。

A. 根霉菌

B. 黑曲菌

C. 烟曲菌

D. 黄曲菌
E. 根毛霉菌
F. 马尔尼菲青霉菌
G. 毛霉菌
H. 申克孢子丝菌

38. 除侵袭性肺部感染外，该真菌还可引起的感染为（　）。
A. 肺曲菌球
B. 鼻窦感染
C. 过敏性支气管肺曲菌病
D. 眼部感染
E. 心内膜炎
F. 外耳道感染
G. 心脏瓣膜感染
H. 泌尿生殖道感染
I. 皮肤软组织感染

（39～42 题共用题干）

患者，男，69 岁。因发热、腹痛伴反复腹泻（4～9 次/天）4 天入院。3 周前，该患者行髋关节置换术，住院期间出现肺炎，经验性使用头孢呋辛和克林霉素治疗，患者症状逐渐改善，在家休养期间坚持口服抗生素。1 周前出现腹泻，其配偶无类似症状。查体：T 39℃，P 114 次/分，R 18/分，BP 94/50mmHg。患者面色苍白，意识模糊，无法回答问题。皮肤弹性差，唇干燥。实验室检查：HCT 45%；血常规：WBC 12.8×10^9/L，PMN 0.71，淋巴 0.24。血气分析正常。血生化：BUN 1.55mmol/L，Cr 0.83mmol/L。乙状结肠镜检查：结肠假膜。

39. 该病原体除引起腹泻外，还会引起其他的疾病包括（　）。
A. 无症状携带者
B. 中毒性巨结肠
C. 死亡
D. 败血症
E. 假膜性结肠炎
F. 麻痹性肠梗阻

40. 控制和预防难辨梭菌相关性疾病的措施包括（　）。
A. 外科手术干预
B. 限制广谱抗生素的使用
C. 口服抗生素
D. 洗手
E. 肠道预防
F. 隔离难辨梭菌相关性疾病患者

41. 对怀疑艰难梭菌感染者特异性的检查为（　）。
A. 抗体检测
B. 细胞培养检测毒素
C. 抗原检测
D. PCR
E. EIA 检测毒素
F. 细菌培养

42. 难辨梭菌相关性疾病的治疗方法包括（　）。
A. 口服红霉素
B. 外科手术干预
C. 口服环丙沙星
D. 支持治疗
E. 口服甲硝唑
F. 口服万古霉素
G. 停用疾病相关的抗生素

（43～45 题共用题干）

患者，女，32 岁。2 周前出现咳嗽、少痰，伴有低热、进行性呼吸困难，口服镇咳剂无明显好转，有吸烟史（30 支/天）。查体：T 37.5℃，P 100 次/分，R 26 次/分，BP 120/80mmHg，SO_2 89%，头、颈无异常，心血管未见异常，肺部听诊呼吸音明显减弱，未闻及干、湿性啰音，肘静脉处可见明显注射痕迹。HIV 抗体阳性，胸部 X 线检查两肺间质弥漫性浸润，呈“磨玻璃样”变。

43. 可用于该病治疗和预防的药物为（ ）。
    A. 克林霉素与伯氨喹
    B. 氟胞嘧啶
    C. 喷他脒
    D. 氟康唑
    E. 两性霉素 B
    F. 伊曲康唑
    G. 复方磺胺甲基异噁唑

44. 该患者最有可能患的疾病为（ ）。
    A. 大叶性肺炎
    B. 流行性感冒
    C. 慢性支气管炎
    D. 病毒性肺炎
    E. 肺孢子菌肺炎
    F. 肺曲霉病

45. 为明确诊断可进行的实验室检查为（ ）。
    A. ELISA 法检测血清中肺孢子菌抗体
    B. 检测肺孢子菌抗原
    C. Uero 细胞系培养鉴定
    D. PCR 检测患者痰液、组织、血液中的 PcDNA
    E. 纤维支气管镜取活检组织姬氏染色或果氏六亚甲基四胺银染色
    F. 取痰液、肺泡灌洗液革兰染色直接镜检

参考答案

一、单选题

1. D	2. E	3. D	4. B	5. A	6. A	7. A	8. B	9. C	10. A
11. A	12. C	13. A	14. C	15. C	16. A	17. C	18. E	19. E	20. E
21. C	22. C	23. A	24. D	25. E	26. C	27. A	28. C	29. E	30. C
31. E	32. D	33. C	34. D	35. D					

二、多选题

1. CDE	2. ABCE	3. BCDE	4. CE	5. BCDE
6. BC	7. ABCD	8. AE	9. BCDE	10. BCDE
11. ABCDE	12. AD	13. BCD	14. ABDE	15. BDE
16. CDE	17. AC	18. ABCDE	19. BDE	20. CE

三、案例分析题

1. CDEFG	2. CD	3. BCDGH	4. BD	5. F
6. H	7. D	8. E	9. C	10. BH
11. BCD	12. BCFH	13. ABCDEFGH	14. BCDGH	15. F
16. C	17. ABCEF	18. ABCDEF	19. ABF	20. ABCEF
21. CDEF	22. ADE	23. ACDFG	24. C	25. BD
26. BDEI	27. CDEH	28. E	29. B	30. AEG
31. CDEFG	32. ADFG	33. BDH	34. BG	35. ABCEFG
36. ABCDEFGH	37. BCD	38. ABCDEFGI	39. ABCDEF	40. BDEF
41. BE	42. BEFG	43. ACG	44. E	45. ABCDE

高级卫生专业技术资格考试用书
临床医学检验学模拟试卷（五）

中国协和医科大学出版社
北　京

模拟试卷（五）

一、单选题（以下每道考题有5个备选答案，请选择1个最佳答案）

1. 据WHO估计，在育龄夫妇中免疫性不育占（　）。
   A. 5%~10%
   B. 10%~15%
   C. 15%~25%
   D. 10%~20%
   E. 20%~30%

2. 对消化道溃疡与肠道恶性肿瘤所致出血最有鉴别意义的为（　）。
   A. 潜血试验检测出血量的多少
   B. 免疫胶体金潜血试验
   C. 潜血试验敏感性
   D. 潜血试验特异性
   E. 潜血试验阳性持续时间的长短

3. 把20μl血液加入0.38ml血小板稀释液中，计数5个中方格血小板数为98个，则该标本血小板数为（　）。
   A. $980 \times 10^9/L$
   B. $490 \times 10^9/L$
   C. $98 \times 10^9/L$
   D. $49 \times 10^9/L$
   E. $9.8 \times 10^9/L$

4. 有关自由基，以下叙述错误的为（　）。
   A. 机体在代谢中可以产生大量的自由基
   B. 自由基容易被周围环境吸收
   C. 自由基是指分子、原子或基团中存在有未配对电子的一类物质
   D. 自由基参与的反应在化学反应中占比较小的比例
   E. 其特点为寿命短，生成后不稳定

5. 有关吸收不良综合征病理机制的叙述错误的为（　）。
   A. 营养物质不能被利用
   B. 淋巴血运障碍致运送异常
   C. 各种原因致吸收不良
   D. 与营养物质的缺乏无关
   E. 肠腔内消化不良

6. 患儿，男，6岁。无明显诱因出现左膝关节巨大血肿伴剧烈疼痛与功能障碍，有血友病家族史。对患者进行实验室检查不可能出现的结果为（　）。
   A. 凝血活酶生成不佳，可被正常人新鲜血浆纠正
   B. PLT $120 \times 10^9/L$
   C. CT延长
   D. PT延长
   E. APTT延长

7. 有关胰腺外分泌功能评价试验，叙述正确的为（　）。
   A. 分直接法和间接法
   B. 胰腺分泌功能减退是慢性胰腺炎及胰腺癌等疾患最重要的临床表现
   C. 胰腺分泌功能减退见于胰腺实质受损或胰液排入肠腔障碍，致胰腺外分泌功能紊乱
   D. 胰外分泌有着非常大的功能贮备，只有在中、重度胰外分泌功能紊乱时才会产生出异常结果

E. 以上均正确

8. 某实验室用于血糖测定的方法，其偏倚为-0.62mmol/L，标准差是0.5mmol/L，那么95%允许误差限应为（　）。
A. 0.36mmol/L
B. 0.12mmol/L
C. 1.60mmol/L
D. 0.87mmol/L
E. 1.12mmol/L

9. 患儿，男，11岁。不自主的舞蹈样动作或震颤，语言含糊不清，走路不稳，眼角膜边上形成黄绿色沉积环，这个环是肝豆状核变性病的特征，与以下哪种元素有关（　）。
A. 钴
B. 铜
C. 铬
D. 铁
E. 汞

10. 有一蛋白质水解产物在用pH 6阳离子交换剂层析时，第一个被洗脱下来的氨基酸是（　）。
A. 酪氨酸（pI 5.66）
B. 精氨酸（pI 10.76）
C. 赖氨酸（pI 9.74）
D. 天冬氨酸（pI 2.77）
E. 缬氨酸（pI 5.96）

11. Pandy试验中，试管内出现灰白色云雾状混浊，结果应判断为（　）。
A. 阳性（+++）
B. 阳性（++）
C. 阴性（-）
D. 阳性（+）
E. 可疑（±）

12. 患者，男，65岁。因胸痛2小时来院急诊，心电图证实为急性前壁心肌梗死，特异性最高的为（　）。
A. 血清CK升高
B. 红细胞沉降率加快
C. AST升高
D. 血清LD升高
E. 血清CK-MB升高

13. 肾病四联型尿试带包括的测试项目为（　）。
A. PRO、WBC、ERY、SG
B. pH、PRO、ERY、SG
C. pH、PRO、WBC、SG
D. PRO、ERY、WBC、SG
E. PH、PRO、FRY、WBC

14. 患者，男，47岁。确诊慢性肝病10年，反复鼻出血及皮肤淤斑半年。查体：面色灰暗，可见蜘蛛痣，皮肤淤点，肝肋下未及，脾肋下4.5cm，腹水征阴性。PT为18秒（对照为12秒），提示（　）。
A. 因子Ⅺ、Ⅻ、Ⅷ缺乏
B. 因子Ⅱ、Ⅴ、Ⅹ、Ⅶ缺乏
C. 因子Ⅸ、Ⅴ、Ⅶ、Ⅹ缺乏
D. 因子Ⅰ、Ⅱ、Ⅴ、Ⅷ缺乏
E. 因子Ⅱ、Ⅶ、Ⅸ、Ⅹ缺乏

15. 患者，女，30岁。因疲乏无力、血尿4天就诊。实验室检查：尿液外观红色、稍混浊，尿蛋白质（++）、红细胞4~8个/HP、白细胞1~2个/HP，粗颗粒管型0~1个/LP，透明管型0~2个/LP，红细胞管型2~3个/LP。其最可能的诊断为（　）。
A. 肾盂肾炎
B. 肾结核

C. 肾肿瘤
D. 膀胱炎
E. 急性肾小球肾炎

16. 有关真核基因经常被断开的叙述正确的是（ ）。
A. 表明真核基因可能有多种表达产物，因为它有可能在 mRNA 加工的过程中采用不同的外显子重组方式
B. 反映了真核生物的 mRNA 是多顺反子
C. 因为编码序列“外显子”被非编码序列“内含子”所分隔
D. 因为真核生物的 DNA 为线性而且被分开在各个染色体上，所以同一个基因的不同部分可能分布于不同的染色体上
E. 表明初始转录产物必须被加工后才可被翻译

17. 患者，女，35 岁。贫血貌，头昏乏力，脾大肋下 2cm，中等硬度。实验室检查：Hb 70g/L，正细胞正色素，RC 增高，直接抗人球蛋白试验阳性，4 个月内没有输血及特殊药物史，尿胆原强阳性，粪便颜色加深，该患者诊断应考虑（ ）。
A. 药物诱发性溶血性贫血
B. 冷抗体性自身免疫性溶血性贫血
C. 蚕豆病
D. 温抗体性自身免疫性溶血性贫血
E. ABO 溶血病

18. 将 PBMC 悬液加入尼龙毛柱内，充分反应后进行灌洗，黏附于聚酰胺纤维表面的细胞为（ ）。
A. T 细胞 + 单核细胞
B. 单核细胞
C. T 细胞
D. T 细胞 + B 细胞
E. B 细胞

19. 有关载体的选择，正确的是（ ）。
A. 膜载体吸附抗体蛋白是采用化学偶联法
B. 固相微颗粒因体积小，不易与磁性材料组合使用
C. 高分子微颗粒载体含有的基团易与抗体蛋白形成化学偶联，且结合容量大
D. 醋酸纤维素膜吸附蛋白的能力强于塑料板，但对微量样品的吸附不完全
E. 塑料制品吸附蛋白分子的稳定性和均一性好

20. 患者，男，35 岁。乏力、食欲缺乏半个月。2 个月前因溃疡病出血，输血 1000ml，术后恢复顺利。查体：无明显黄染，肝右肋下 1cm，脾未扪及。肝功能检查：血清 ALT 120U/L，肝炎病毒血清学检查：抗 HCV 阴性，抗 HBc-IgM 阴性，对疾病的判断为（ ）。
A. 可排除丙型病毒性肝炎
B. 先天性免疫球蛋白缺乏
C. 抗 HCV 出现早，消失快
D. 抗 HCV 出现迟，目前尚未出现
E. 上述诊断有误

21. 对血管既有扩张作用又有收缩作用的物质为（ ）。
A. 乙酰胆碱、激肽
B. NO、核苷酸
C. 儿茶酚胺、FPA
D. PGI、低血氧
E. 5-HT、组胺

22. 扫描电镜下被称为“绒毛型细胞”的是（ ）。
A. 中性粒细胞
B. B淋巴细胞
C. T淋巴细胞
D. 血小板
E. 网织红细胞

23. 骨髓增生活跃，正常幼红细胞难见，粒红比值明显增大，见巨大原始红细胞是其突出特点。该细胞圆形或椭圆形，直径30~50μm，形态特征和正常原始红细胞相似，粒系和巨核细胞系大致正常。这种骨髓象最可能见于以下哪种疾病（ ）。
A. 巨幼细胞性贫血
B. 缺铁性贫血
C. 再生障碍性贫血
D. 再生障碍危象
E. 自身免疫性溶血性贫血

24. 急性淋巴细胞白血病 L_2 型患者骨髓中淋巴细胞形态为（ ）。
A. 以小原淋巴细胞为主，胞体大小一致，胞质量较少，核形多规则
B. 以大原淋巴细胞为主，胞体大小不均，胞质量较少，核形多规则
C. 以大原淋巴细胞为主，胞体大小一致，胞质量较多，核形不规则
D. 以大原淋巴细胞为主，胞体大小不均，胞质量较多，核形不规则
E. 以小原淋巴细胞为主，胞体大小不均，胞质量较多，核形不规则

25. 鉴别急性淋巴细胞白血病与急性粒细胞白血病首选的细胞化学染色为（ ）。
A. 过氧化物酶染色
B. 瑞氏染色
C. 酸性磷酸酶染色
D. 铁染色
E. 酯酶染色

26. 患者，男，17岁。自幼常有鼻出血，外伤后出血不止。实验室检查：PT 12.6秒，APTT 62秒。在考虑病因时可除外哪项（ ）。
A. 因子Ⅶ减少
B. 因子Ⅹ、Ⅻ减少
C. 因子Ⅷ、Ⅸ、Ⅺ少
D. 纤维蛋白原重度减少
E. 凝血酶原重度减少

27. 血吸虫虫卵肉芽肿形成的机制主要是T细胞介异的哪型变态反应（ ）。
A. Ⅳ型变态反应
B. Ⅲ型变态反应
C. Ⅱ型变态反应
D. Ⅰ型变态反应
E. 都是

28. 观察白喉棒状杆菌异染颗粒宜选用的最佳培养基为（ ）。
A. 血清肉汤
B. 血液琼脂
C. 亚碲酸盐血琼脂
D. 吕氏血清斜面
E. 巧克力培养基

29. 患者，男，33岁。尿频、尿急、尿痛，尿道口有脓性分泌物，脓性分泌物涂片革兰染色镜检发现大量白细胞，在白细胞内发现革兰阴性双球菌，以下最适合用于经验治疗的抗生素为（ ）。
A. 大观霉素
B. 氨苄西林

C. 四环素
D. 阿莫西林
E. 青霉素 G

30. 荧光显微镜观察细菌的必备条件不包括（ ）。
A. 荧光集光器
B. 吸收光滤片
C. 激发光滤片
D. 普通光镜为基础
E. 具有紫外光或蓝紫光的荧光光源

31. 患者，女，45 岁。牧民，患者家 3 年前病死 2 头牛，剥皮后悬吊于房梁风干，然后把风干的牛皮取下拍打灰尘后卖给商贩，两天后患者剧烈咳嗽，痰中带血丝，医院初步诊断为吸入型（肺）炭疽。最不适宜的病原学检查方法为（ ）。
A. 痰培养
B. 荚膜染色
C. 暗视野显微镜观察细菌
D. 荚膜肿胀试验
E. 痰涂片革兰染色

32. 结核病患者结核菌素试验阴性，其可能的原因为（ ）。
A. 患者患了腹泻
B. 患者抵抗力极度低下，对结核菌素没有反应能力
C. 患者处于流感的恢复期
D. 患者皮肤上有一个伤疤
E. 患者正在服抗结核药

33. 患者，女，36 岁。某金属加工厂工人，右前臂外侧工作时划破后出现一3cm×2cm 区域皮肤溃烂变黑并有渗出，拟诊皮肤炭疽。应该采集的标本为（ ）。
A. 血液
B. 脑脊液
C. 病灶深部组织
D. 尿
E. 粪便

34. 患者，男，26 岁。午餐后数小时出现头晕、恶心、呕吐、腹痛等症状。呕吐物接种到血液琼脂平皿培养后出现完全溶血环，金黄色菌落。培养滤液给幼猫腹腔注射 4 小时后出现呕吐，此病可诊断为（ ）。
A. 产气荚膜梭菌引起的食物中毒
B. 肠炎沙门菌引起的食物中毒
C. 肉毒梭菌引起的食物中毒
D. 鼠伤寒沙门菌引起的食物中毒
E. 金黄色葡萄球菌引起的食物中毒

35. 按 EP9–A 进行方法学比较实验时，实验天数是几天（ ）。
A. 20
B. 15
C. 10
D. 5
E. 1

二、多选题（以下每道考题有 5 个备选答案，每题至少有 2 个正确答案）

1. 对有核红细胞正确的叙述为（ ）。
A. 出生 1 个月的婴儿外周血可见到少量
B. 出生 1 周内的新生儿外周血可见到少量
C. 出生 3 个月内的婴儿外周血中可见到少量
D. 正常成人外周血中不能见到
E. 正常成人外周血偶见

2. 三分群血细胞分析仪白细胞直方图中间细胞区包括（ ）。
A. 嗜碱性粒细胞
B. 嗜酸性粒细胞
C. 大淋巴细胞
D. 单核细胞
E. 中性粒细胞

3. 交叉配血时出现：主侧(+)、自身(+)、抗体筛选(+)，可能原因为（ ）。
A. 供血者红细胞直接抗球蛋白试验阳性
B. 交叉配血过程存在污染
C. 患者清蛋白/球蛋白比值不正常
D. 患者血清中可能同时存在自身抗体和同种抗体
E. 患者使用了血浆扩容物

4. 粪便镜检见较多嗜酸性粒细胞，并伴夏科–莱登结晶，可能是（ ）。
A. 消化不良
B. 阿米巴痢疾
C. 细菌性痢疾
D. 急性肠炎
E. 钩虫病

5. 在人体内可以转变为维生素的物质有（ ）。
A. β–胡萝卜素
B. 胆钙化醇
C. 7–脱氢胆固醇
D. γ–胡萝卜素
E. 麦角钙化醇

6. 碱性磷酸酶活性升高可见于（ ）。
A. 骨肿瘤
B. 甲状腺功能低下
C. 恶性贫血
D. 变形性骨炎
E. 梗阻性黄疸

7. 常规方法的选择在可靠性方面应具有（ ）。
A. 较快的检测速度
B. 较大的检测能力
C. 较高的检测精密度
D. 较低的检测费用
E. 较好的检测准确度

8. 有关人类胎盘绒毛膜促性腺激素的叙述正确的为（ ）。
A. 由两个相同的亚基组成
B. 由两个不同的亚基组成
C. 为糖蛋白激素
D. 可促进类固醇激素合成
E. 为类固醇激素

9. 淋巴瘤细胞系的选择，融合用的瘤细胞特性包括（ ）。
A. 缺乏某一特性的T细胞表面抗原或受体
B. 不分泌淋巴因子和具有杀伤功能
C. 在体外能无限快速生长
D. 是HGPRT缺陷株
E. 融合率高

10. 以下属于能量复合型染料的为（ ）。
A. 藻红蛋白–得州红（ECD）
B. 异硫氰酸基罗丹明70（X–RITc）
C. 异硫氰酸荧光素
D. 藻红蛋白花青苷5（PeCy5）
E. 藻红蛋白花青苷7（PeCy7）、藻红蛋白花青苷7（Pecy7）

11. 对淋巴细胞亚群测定的临床意义叙述正确的为（ ）。
A. 诊断免疫缺陷或免疫增生病
B. 了解体液免疫情况
C. 是自身免疫疾病和肿瘤发生发展的监控指标

D. 探讨免疫调节功能的状况
E. 了解机体的免疫状态

12. 缺铁性贫血的铁代谢检查结果为（　）。
A. 细胞内铁明显减少或缺如
B. 细胞外铁阳性
C. 血清总铁结合力升高
D. 血清铁降低
E. 运铁蛋白饱和度减少

13. 通过外周血涂片观察成熟红细胞形态对以下哪些疾病有诊断意义（　）。
A. 遗传性椭圆形红细胞增多症
B. 再生障碍性贫血
C. 遗传性球形红细胞增多症
D. G-6-PD 缺乏症
E. 珠蛋白生成障碍性贫血

14. 多数慢性再障患者骨髓象变化为（　）。
A. 骨髓增生降低
B. 可见“炭核”样晚幼红细胞
C. 非造血细胞比例增加，常 >50%
D. 三系造血细胞减少
E. 中幼红细胞和巨核细胞明显减少

15. 以下不应作为观察骨髓穿刺是否成功的指标有（　）。
A. 抽出骨髓瞬间患者有特殊疼痛感
B. 粒/红比值 <2 : 1
C. 骨髓杆状核和分叶核比值小于外周血杆状核和分叶核比值
D. 镜下可见骨髓中特有细胞成分
E. 可见骨髓小粒

16. 血管内皮释放的 NO 的作用有（　）。
A. 降低血压
B. 收缩血管
C. 抑制血小板聚集
D. 舒张血管
E. 抑制血小板黏附

17. 有关氧化-发酵试验叙述错误的为（　）。
A. 开口管变黄，闭口管变黄——氧化型
B. 开口管变黄，闭口管不变——发酵型
C. 开口管不变，闭口管不变——不利用型
D. 开口管不变，闭口管变黄——氧化型
E. 铜绿假单胞菌为氧化型

18. 弧菌属与肠道杆菌的主要不同点为（　）。
A. 氧化酶试验阳性
B. 革兰染色阴性
C. 营养要求不高
D. 一端单鞭毛而运动活跃
E. 于碱性而非酸性培养基上生长

19. 苯丙氨酸脱氨酶试验几乎都是阳性的细菌有（　）。
A. 产碱普罗威登斯菌
B. 奇异变形杆菌
C. 摩根摩根菌
D. 黏质沙雷菌
E. 阴沟肠杆菌

20. 有关质控品的使用，以下做法错误的为（　）。
A. 质控品必须按患者标本进行检测
B. 可以直接使用定值质控品的定值作为室内质量控制的靶值
C. 使用质控品时实验室要重复检测来决定每一批号质控品在本室的统计学参数
D. 更换新批号的质控品时不需重新确立统计学参数
E. 如果使用定值质控品的定值作为室内质量控制的靶值，要保证声称的定值和所用的方法学和仪器相匹配，并被实验室所证实

三、案例分析题（每个案例至少有3个提问，每个提问有多个备选答案，其中正确答案有1个或几个）

（1~3题共用题干）

患者，男，46岁。入院前1天进食大量高蛋白、高脂肪食物及饮白酒500ml后，出现腹痛，以脐周为著，恶心、呕吐4次，呕吐物为胃内容物，不含咖啡样物质。腹泻5次，为水样。查体：体温37.5℃，血压137/14mmHg。脐周压痛明显，无反跳痛，肝、脾肋下未扪及。实验室检查：血红蛋白138g/L，红细胞4.79×10^{12}/L，白细胞12.5×10^{9}/L，中性粒细胞0.88，血淀粉酶1300U/L，尿淀粉酶980U/L。临床医师怀疑患者患急性胰腺炎。

1. 患者在发病过程中可能会出现的异常生化指标为（　）。
   A. 高三酰甘油血症
   B. 空腹血糖升高
   C. 磷酸肌酸激酶降低
   D. 高胆红素血症
   E. 血清AST、LDH增加
   F. 胱抑素-C降低
   G. 低钙血症
   H. 胆碱酯酶含量降低

2. 根据以上资料，该患者最可能患（　）。
   A. 急性阑尾炎
   B. 急性胃肠炎
   C. 胆结石症
   D. 胆囊炎
   E. 急性肾炎
   F. 急性腹膜炎
   G. 急性胰腺炎
   H. 消化道溃疡

3. 有助于诊断的生物化学检验指标为（　）。
   A. C-反应蛋白
   B. 儿茶酚胺
   C. 磷脂酶A2
   D. 铜蓝蛋白
   E. 促胃液素
   F. 胰蛋白酶和胰蛋白酶原-2
   G. 脂肪酶
   H. 胃蛋白酶

（4~5题共用题干）

患者，男，39岁。慢性肾衰竭，已行血液透析维持治疗4年余，肾移植是挽救生命、改善生活质量的有效手段。

4. 影响移植肾存活的主要因素有（　）。
   A. 手术消除淋巴细胞
   B. 病毒等细胞内寄生的微生物感染
   C. 免疫抑制剂药物浓度
   D. 供肾热缺血时间
   E. 淋巴细胞毒交叉配型试验
   F. HLA的相符程度

5. 供肾的选择应遵循的原则是（　）。
   A. 选择最佳HLA配型的供者器官
   B. PRA越低，移植器官的存活率越低
   C. 交叉淋巴毒试验阳性是肾移植的禁忌
   D. 在器官无可选择的情况下，不强调HLA配型，但预存的细胞毒抗体必须阴性
   E. “可允许的不相容匹配法则”规定必须匹配位点包括10个Ⅰ类和5个Ⅱ类HLA位点
   F. 以ABO血型完全相同者为好

（6~9题共用题干）

患者，男，67岁。因咳嗽、乏力、流涕5天就诊。查体：贫血貌，双下肢皮肤有

少量陈旧性出血点，肝、脾肋下未及。血常规：WBC 2.77×10^9/L，Hb 83g/L，PLT 21×10^9/L。血涂片镜检观察未发现原始及幼稚细胞，可见有核红细胞，红细胞大小不均，可见到巨大红细胞。为明确诊断，患者需抽吸骨髓液检查。患者骨髓活组织检查造血组织为65%，红系增生，伴形态异常，红细胞和巨核细胞分布在骨小梁旁区或小梁表面；粒系细胞形态异常，分布在小梁间中心区，并有聚集成簇的现象，ALIP (+)，基质变性，间质水肿，网状纤维增多。

6. 根据上述检查结果，患者最可能的诊断是（　）。
   A. 慢性髓细胞白血病
   B. 急性淋巴细胞白血病
   C. 骨髓增生异常综合征
   D. 急性髓细胞白血病
   E. 骨髓转移癌
   F. 骨髓纤维化
   G. 再生障碍性贫血

7. 有关骨髓活检，下列叙述正确的是（　）。
   A. 骨髓造血组织增生程度相对稳定，与年龄无关
   B. 骨髓活检一般在骨髓抽吸并且涂片制备后进行
   C. 由于 Bouin 液穿透力强，固定迅速，引起组织细胞收缩较轻微，临床常选它作为固定液
   D. 骨髓组织的取材部位常为髂骨
   E. 网状细胞和造血细胞构成造血组织的支架
   F. 在 HE 染色切片中，红系细胞染色较深，粒系细胞染色较浅
   G. 石蜡包埋骨髓组织有利于观察细胞内结构
   H. 塑料包埋骨髓组织做免疫组化、PCR 等较为简便

8. 关于骨髓穿刺技术，下列叙述正确的是（　）。
   A. 制备骨髓涂片时抽取的骨髓液量为0.6ml
   B. 骨髓涂片 6~10 张为宜，并要求取外周血涂片同时送检
   C. 使用载玻片时只能手持载玻片边缘，切勿触及载玻片表面
   D. 载玻片应保持清洁干燥、中性、无油腻
   E. 骨髓穿刺过程中要严格遵守无菌操作，严防骨髓感染
   F. 若骨髓液细胞成分多，骨髓黏稠，制片时则应取较大角度，速度相对较快
   G. 临床上常用的骨髓穿刺部位包括胸骨、棘突、髂骨、胫骨、肋骨等

9. 关于抽吸骨髓液时“干抽”现象叙述正确的是（　）。
   A. 发生“干抽”时，可采用骨髓活检针经皮环钻至骨髓腔获取骨髓活组织进行检查
   B. “干抽”时可用穿刺针针管内的存留物涂片检查，不影响结果判断
   C. 可发生于肿瘤骨髓浸润时
   D. “干抽”时患者骨髓间质成分有不同程度的增加，但是组织纤维化不明显
   E. 常见于原发性和继发性骨髓纤维化
   F. 骨髓极度增生，细胞排列过于密集时可发生“干抽”，如白血病
   G. 是指非技术原因或穿刺位置不当，多次、多部位穿刺抽不出骨髓液的现象

（10~12 共用题干）

患者，男，75 岁。1 个多月来乏力、食欲不振，体重下降6kg。该患者有 30 余年饮酒史。实验室检查：CA19-9 560U/L，WBC 4×10^9/L，血清 ALP 高于正常值3 倍，空腹

血糖 8mmol/L，碳酸氢盐 26mmol/L，胰腺激发试验（静脉注射胰泌素 1U/kg 体重）显示胰液量 5 ml/10min，胰酶未见异常。

10. 根据以上资料，该患者最可能患（　）。
    A. 胆结石症
    B. 急性胰腺炎
    C. 急性肝炎
    D. 糖尿病
    E. 结肠癌
    F. 胃癌
    G. 胰腺癌
    H. 慢性胰腺炎

11. 可以帮助诊断的基因类标志物为（　）。
    A. p53
    B. C–fos
    C. C–sis
    D. C–ras
    E. C–erb B–2
    F. K–ras
    G. C–myc
    H. p16

12. 有助于诊断的实验室检查指标为（　）。
    A. CA50
    B. CA242
    C. 脂肪酶
    D. 胃蛋白酶
    E. CA72–4
    F. 胰蛋白酶和胰蛋白酶原–2
    G. 磷脂酶 A2
    H. CA15–3

（13~15 题共用题干）

患者，女，48 岁。关节痛伴黄疸，恶心，腹胀，无呕吐，排恶臭粪便和深褐色的尿液。既往健康，无输血史。查体：患者意识清楚，有黄疸、肝肿大和触痛。

13. 为明确诊断应进行的实验室检查项目为（　）。
    A. 血清 RF
    B. 血常规
    C. 凝血功能检测
    D. 尿常规
    E. 肝功能实验
    F. 血清 Mb
    G. 肝炎病毒的血清学指标
    H. 血清 CK

14. 根据以上资料，诊断应考虑的疾病为（　）。
    A. 心肌炎
    B. 病毒性肝炎
    C. 肿瘤
    D. 胆石症
    E. 急性胆囊炎
    F. 胸膜炎
    G. 药物性黄疸
    H. 中毒

15. 如果患者 HBsAg、HBeAg、HBcAb 阳性，以下检测有助于诊断和治疗的为（　）。
    A. PPD–IgG
    B. 癌胚抗原（CEA）
    C. HBV DNA 定量
    D. 甲胎蛋白（AFP）
    E. C–反应蛋白（CRP）
    F. 网织红细胞
    G. 衣壳抗原（VCA）
    H. 前列腺特异性抗原（PSA）

（16~19 题共用题干）

患者，女，55 岁。5 年前出现关节晨

僵、胀痛的现象，不能下蹲，坐下无法自行站立，手指肿痛不能握物。

16. 根据临床表现，该患者最可能患的疾病为（ ）。
   A. 骨巨细胞瘤
   B. 骨关节结核
   C. 化脓性骨关节炎
   D. 类风湿性关节炎
   E. 骨性关节炎
   F. 风湿性关节炎

17. 理论上可以用于治疗该疾病的细胞因子受体阻滞剂为（ ）。
   A. TNF-α 受体阻滞剂
   B. 抗 IL-10 受体阻滞剂
   C. 抗细胞黏附分子单抗
   D. 抗 IL-2 受体单抗
   E. 抗 IL-6 受体阻滞剂
   F. 抗 IL-4 受体阻滞剂

18. 为明确诊断，可进行的实验室检查为（ ）。
   A. 抗环瓜氨酸（CCP）抗体
   B. 类风湿因子（RF）
   C. 关节腔穿刺常规检查
   D. 红细胞沉降率
   E. 抗链球菌溶素（ASO）
   F. 双膝关节和腕关节 X 线片

19. 若给患者行关节腔穿刺，进行关节液检查，其结果有助于诊断的为（ ）。
   A. 滑膜液中球蛋白水平较高，清蛋白:球蛋白比值为 1∶20
   B. 滑膜液中发现由中性粒细胞摄入聚集的 IgG、IgM、RF、纤维蛋白、免疫复合物、DNA 颗粒形成的一类细胞
   C. 细胞因子检测可发现 TNF-α 和 IL-6 等炎症因子升高
   D. 关节液呈透明草黄色渗出液
   E. 中性粒细胞可达（1000～50000）× 10^6/L 或更高
   F. 关节液细菌培养阳性

（20～22 题共用题干）

患者，女，37 岁。因发热、颧部红斑和关节痛 10 天，自服抗生素无效来医院就诊。查体：心、肺(-)，腹软，无腹水，肝、脾肋下未扪及。T 38.7℃，P 75 次/分，BP 120/80mmHg。实验室检查：白细胞 2.8 × 10^9/L，红细胞 3.7 × 10^{12}/L，血小板 75 × 10^9/L，C3 0.412g/L，C4 0.098g/L。

20. 该患者最有可能患的疾病为（ ）。
   A. 再生障碍性贫血
   B. 病毒性感冒
   C. 皮肌炎
   D. 细菌性感冒
   E. 系统性红斑狼疮
   F. 类风湿关节炎

21. 为进一步确诊，首选检查为（ ）。
   A. CD4 和 CD8 分子
   B. 类风湿因子
   C. 红细胞沉降率
   D. C-反应蛋白
   E. 骨髓检查
   F. 抗核抗体和抗 dsDNA 抗体

22. 目前已经证实，参与发病的自身抗体为（ ）。
   A. RF
   B. 抗 dsDNA 抗体
   C. 抗 SSA 抗体和抗 SSB 抗体
   D. 抗 CCP 抗体
   E. 抗核糖体抗体

F. 抗 Smith 抗体

（23~26 题共用题干）

患者，男，53 岁。因胸痛、呼吸困难 3 小时入院，既往有高血压病史，入院前口服硝酸甘油无效。入院后检查发现 CK-MB 34.0ng/ml，肌钙蛋白 4.21ng/ml，肌红蛋白 28.0ng/ml。

23. 炎症参与动脉粥样硬化的发生和发展直至斑块破裂引起急性心肌梗死的全过程。以下分子中属于炎症生物标志物的为（　）。
    A. CRP
    B. IL-1
    C. IL-18
    D. 蛋白酶如金属基质蛋白酶-9（MMP-9）
    E. IL-6
    F. 血管细胞黏附分子-1（VCAM-1）

24. 根据患者以上表现，最可能的临床诊断为（　）。
    A. 急性主动脉夹层
    B. 急性肺栓塞
    C. 急性非特异性心包炎
    D. 自发性气胸
    E. 急性心肌梗死
    F. 不稳定型心绞痛

25. 目前的研究发现，冠心病患者存在免疫细胞失衡，以下叙述正确的为（　）。
    A. 冠心病患者体内 IFN-γ、IL-6 和 MMP 水平升高
    B. 冠心病患者体内 Treg 调节性 T 淋巴细胞功能较正常患者低下
    C. 冠心病患者体内 Th2 细胞功能亢进
    D. 冠心病患者体内 $CD8^+$ T 淋巴细胞功能紊乱
    E. 冠心病患者体内 IL-5、IL-4 和 IL-10 等水平升高
    F. 冠心病患者体内 Th1 细胞功能亢进

26. 排除肺动脉栓塞应做的检查为（　）。
    A. 心电图
    B. 血常规
    C. 经皮冠状动脉腔内成形术（PTCA）
    D. D-二聚体
    E. 胸部 MRI
    F. 胸部 X 线

（27~29 题共用题干）

患者，男，19 岁。因自检发现下腹部出现一包块就诊。查体：右下腹部近耻骨联合处及左侧腹股沟各发现一不规则包块，大小均为 31mm × 43mm，质地较硬，边界不清，表面触及结节感，无压痛。实验室检查：CEA 1.75U/ml，CA19-9 47.1U/ml，CA242 11.3U/ml，AFP 97.8ng/ml，β-hCG 37.2ng/ml。临床生化、临床血液学检查正常。

27. 根据以上信息，患者有可能的诊断为（　）。
    A. 结肠癌
    B. 畸胎瘤
    C. 腹股沟疝
    D. 睾丸癌腹膜后转移
    E. 原发性肝癌转移
    F. 脂肪瘤

28. 手术病理切片证实为睾丸胚胎性癌，给予睾丸切除、腹膜后淋巴结清扫及放化疗，有关疗效评价，以下叙述错误的为（　）。
    A. 若手术治疗后，AFP 或 β-hCG 下降缓慢或不下降，提示有肿瘤残余

B. AFP 半衰期较 β-hCG 短，故 AFP 用作疗效评价优于 β-hCG
C. β-hCG 可以作为疗效评价指标
D. β-hCG 半衰期较 AFP 短，故 β-hCG 用作疗效评价优于 AFP
E. AFP 可以作为疗效评价指标
F. AFP 和 β-hCG 都可以作为疗效评价指标

29. 进一步查体发现，患者左侧睾丸稍大，质地较硬，弹性较右侧睾丸弱。透光试验阴性，无压痛，为明确诊断应进一步检查的项目为（　）。
A. CT/MRI
B. 尿液沉渣及细胞学检查
C. 尿常规
D. 睾丸 B 型超声检查
E. 性激素
F. 组织活检

（30～32 题共用题干）

患者，男，55 岁。乏力、低热。脾肋下 1cm。血常规化验结果：RBC $3.7\times10^{12}/L$，Hb 100g/L，WBC $130\times10^{9}/L$，PLT $100\times10^{9}/L$。外周血分类：中性粒细胞 0.90，以中性中幼、晚幼和杆状核粒细胞居多，嗜酸性粒细胞 0.03，嗜碱性粒细胞 0.05，淋巴细胞 0.02。

30. 此患者可能的诊断为（　）。
A. 骨髓纤维化
B. 类白血病反应
C. 骨髓增生异常综合征
D. 急性粒细胞白血病
E. 真性红细胞增多症
F. 急性淋巴细胞白血病
G. 慢性粒细胞白血病

31. 该疾病是一种起源于多能干细胞的恶性克隆增殖性疾病，其特征性异常染色体为（　）。
A. t（8；16）（p11；p13）
B. t（15；17）（q22；q12）
C. t（9；22）（q34；q11）
D. t（6；9）（p23；q34）
E. t（8；21）（q22；q22）
F. t（9；11）（p22；q23）

32. 通过进一步检查确诊为慢性粒细胞白血病。该疾病可表现为（　）。
A. 加速期脾进行性肿大
B. 病程中可发生骨髓纤维化
C. 急变期有髓外浸润
D. 治疗无效者进行性白细胞计数增加、红细胞和血红蛋白降低
E. NAP 阳性率及积分明显降低
F. 低热、乏力、多汗、体重减轻等症状

（33～35 题共用题干）

患儿，男，8 岁。因间断发热伴咽痛 1 周入院。查体：左、右侧颈部均可触及 4cm × 4cm 大小淋巴结，略有压痛，可移动，其余浅表淋巴结未触及肿大。咽红，双侧扁桃体Ⅱ度肿大，可见较多白色分泌物附着。肝肋下未及，脾肋下 2cm。血细胞分析：白细胞 $16.0\times10^{9}/L$，中性粒细胞 0.18，淋巴细胞 0.65，单核细胞 0.17，血红蛋白 113g/L，血小板 $165\times10^{9}/L$。

33. 该患者诊断如果是传染性单核细胞增多症，需要进行鉴别的疾病包括（　）。
A. 再生障碍性贫血
B. 百日咳
C. 急性淋巴细胞白血病
D. 淋巴瘤
E. 传染性淋巴细胞增多症
F. 白喉
G. 急性单核细胞白血病

34. 应考虑的诊断为（　）。
A. 恶性组织细胞病
B. 急性上呼吸道感染
C. 化脓性扁桃体炎
D. 上呼吸道感染
E. 急性淋巴细胞白血病
F. 脾功能亢进
G. 传染性单核细胞增多症

35. 为明确诊断应考虑进行的检查包括（　）。
A. 血清免疫球蛋白测定
B. 外周血细胞显微镜分类
C. 嗜异性凝集试验
D. EB 病毒抗体检测
E. 腹部超声波检查
F. 骨髓细胞学检查
G. 血液细菌培养
H. 淋巴结穿刺细胞学检查

（36~38 题共用题干）

患者，女，39 岁。以发热 1 周，意识淡漠 1 天入院。查体：T 40℃，BP 80/50mmHg，HR 140 次/分。球结膜及前臂皮肤有片状出血。实验室检查：Hb 90g/L，WBC 21 × 10^9/L，血小板 52 × 10^9/L，血培养大肠埃希菌生长，Fg 2.0g/L，PT 15 秒（对照 11 秒），诊断为大肠埃希菌脓毒症，并发 DIC 可能。

36. 为确诊有无 DIC，需要进行的检查为（　）。
A. Bβ15–42 肽测定
B. F1 +2 测定
C. APTT
D. D–二聚体
E. 凝血酶凝结时间（TCT）
F. 3P 试验
G. FDP 测定
H. 血小板计数
I. PT
J. 血浆蝰蛇毒时间

37. 可用于与原发性纤溶鉴别的试验为（　）。
A. 血浆 PLG 含量和活性测定
B. 血浆 Fg 含量测定
C. Bβ1 ~42 肽测定
D. SFMC 测定
E. F1 +2 测定
F. 血小板计数
G. 3P 试验
H. D–二聚体测定
I. APTT、PT 测定

38. 有关 DIC，以下叙述正确的为（　）。
A. 急性早期最常见的临床表现是微血管广泛血栓形成
B. 临床上分为急性型、亚急性型和慢性型
C. 高凝期、消耗性低凝期、继发性纤溶亢进期 3 个阶段不能截然分开
D. 急性 DIC 如不及时抢救，预后严重
E. DIC 不是一种独立的凝血障碍性疾病

（39~41 题共用题干）

某学校学生吃中午饭 2 小时后，有多人出现恶心、呕吐、腹泻、腹痛。在食物中检出肠毒素。

39. 该菌还可产生的致病性毒素包括（　）。
A. 表皮剥脱毒素
B. 杀白细胞毒素
C. M 蛋白
D. 溶血素
E. 内毒素
F. 链激酶

40. 该菌常见的耐药机制是产生（　）。
A. AmpC

B. 碳青霉烯酶
C. 青霉素结合蛋白 2a
D. 诱导酶
E. 青霉素酶
F. 超广谱 β-内酰胺酶

41. 产肠毒素的致病细菌为（　）。
A. 肠炎沙门菌
B. 空肠弯曲菌
C. 变形杆菌
D. 伤寒沙门菌
E. 金黄色葡萄球菌
F. 小肠结肠炎耶尔森菌
G. 痢疾志贺菌

（42~45 题共用题干）

患者，女，20 岁，大学生。主诉发热、头痛、寒战、颈项强直、恶心、呕吐。既往体健。查体：T 39.9℃，P 121 次/分，BP 91/61mmHg。面色苍白、感觉改变、四肢湿冷、颈项强直、四肢有皮疹。实验室检查：WBC 21 $\times 10^9$/L，PMN 0.78，杆状核 0.18，PLT 76 $\times 10^9$/L。

42. 最有可能引起该疾病的毒力因子为（　）。
A. 鞭毛
B. 溶血素
C. 菌毛
D. 荚膜
E. 外膜孔蛋白
F. 外毒素

43. 该患者脑脊液分析可能表现为（　）。
A. WBC < 10/μl（PMN < 50%），蛋白 >5.6mmol/L，葡萄糖 >2.22mmol/L
B. WBC 10~100/μl（PMN >50%），蛋白 >5.6mmol/L；葡萄糖 >2.22mmol/L
C. WBC 200~300/μl（PMN < 50%），蛋白 <5.6mmol/L，葡萄糖 >2.22mmol/L
D. WBC >1000/μl（PMN >50%），蛋白 >5.6mmol/L，葡萄糖 <2.22mmol/L
E. WBC < 10/μl（无 PMN），蛋白 <5.6mmol/L，葡萄糖 >2.77mmol/L
F. WBC 10~100/μl（PMN >50%），蛋白 <5.6mmol/L，葡萄糖 >2.22mmol/L

44. 如果脑脊液革兰染色涂片见革兰染色阴性双球菌，该菌可引起的病变为（　）。
A. 脑实质有严重病变
B. 脑出血
C. 蛛网膜下化脓性炎症
D. 蛛网膜下和内皮细胞坏死
E. 蛛网膜下腔出血
F. 脑实质肉芽肿性炎症
G. 血小板介导的血凝

45. 欲明确诊断，最合适的检查为（　）。
A. 痰革兰染色涂片及血、痰、脑脊液培养流感嗜血杆菌
B. 脑脊液直接抗原检测铜绿假单胞菌
C. 脑脊液革兰染色和培养脑膜炎奈瑟菌
D. 脑脊液直接抗原检测肺炎链球菌及脑膜炎奈瑟菌
E. 血和脑脊液革兰染色涂片和培养产单核李斯特菌
F. 血、痰、脑脊液革兰染色涂片和培养 B 群链球菌
G. 脑脊液革兰染色及血、脑脊液培养脑膜炎奈瑟菌

参考答案

一、单选题

1. D	2. E	3. C	4. D	5. A	6. D	7. E	8. C	9. B	10. E
11. D	12. E	13. B	14. B	15. E	16. C	17. D	18. E	19. C	20. D
21. E	22. B	23. D	24. D	25. A	26. A	27. A	28. D	29. A	30. A
31. C	32. B	33. C	34. E	35. D					

二、多选题

1. BD	2. ABD	3. BCDE	4. BE	5. ACD
6. ADE	7. BCE	8. BCD	9. ABCDE	10. ADE
11. ACDE	12. ACDE	13. ACE	14. ACDE	15. BC
16. ACDE	17. ABD	18. ADE	19. ABC	20. BD

三、案例分析题

1. ABDEG	2. G	3. ACFG	4. BCDEF	5. ACDEF
6. C	7. BCDF	8. BCDE	9. ACEFG	10. G
11. ABFGH	12. ABE	13. BCDEG	14. BCDGH	15. CD
16. D	17. ACDE	18. ABCDEF	19. BCE	20. E
21. F	22. B	23. ABCDEF	24. E	25. ABF
26. CD	27. BD	28. B	29. ADF	30. BG
31. C	32. ABCDEF	33. BCDEF	34. CEG	35. BCDFGH
36. ABCDEFGHI	37. CDEFGH	38. BCDE	39. ABD	40. CE
41. E	42. D	43. D	44. C	45. G

高级卫生专业技术资格考试用书
临床医学检验学模拟试卷（六）

中国协和医科大学出版社
北　京

模拟试卷（六）

一、单选题（以下每道考题有5个备选答案，请选择1个最佳答案）

1. 粪便外观呈白陶土色，主要见于（　）。
   A. 阻塞性黄疸
   B. 消化道溃疡
   C. 正常粪便
   D. 寄生虫感染
   E. 胃癌

2. 别嘌醇治疗痛风的机制主要涉及以下哪个酶的变化（　）。
   A. 鸟嘌呤酶
   B. 5′-核苷酸酶
   C. 腺苷脱氨酶
   D. 黄嘌呤氧化酶
   E. 嘌呤磷酸化酶

3. 尿干化学试带蛋白膜块中，既是酸碱指示剂又是灵敏的蛋白显色剂的为（　）。
   A. 四溴酚磺酰酞
   B. 溴麝香草酚蓝
   C. 还原酚酞
   D. 四溴酚蓝
   E. 甲基橙

4. 剧烈运动、发热、精神紧张可引起（　）。
   A. 肾小球性蛋白尿
   B. 功能性蛋白尿
   C. 溢出性蛋白尿
   D. 体位性蛋白尿
   E. 肾小管性蛋白尿

5. 患者，女，36岁。有血尿，做尿液脱落细胞学检查，涂片中见细胞体积较大，呈多边形，胞膜光滑，见多个核，为圆形、卵圆形，染色质分布均匀，细颗粒状，核仁不明显，提示为（　）。
   A. 鳞癌癌细胞
   B. 肾小管上皮细胞
   C. 鳞状上皮细胞
   D. 移行细胞癌
   E. 移行上皮细胞

6. 在RIA这一反应系统中，参与反应的有标记抗原、已知抗体和待测抗原，对这3种成分的要求是（　）。
   A. 标记抗原、已知抗体、待测抗原的量均需固定
   B. 只需固定已知抗体的量
   C. 待测抗原的量要先标定
   D. 标记抗原和已知抗体的量都是固定的
   E. 只需固定标记抗原量

7. 患者，男，55岁。主诉：6小时前出现腹泻、腹痛，近2小时加重，并出现寒战、里急后重，全身不适。查体：KT 40.5℃，全腹肌紧张，压痛，腹部移动性浊音阳性。便常规检查：外观为脓血便，RBC（+++），白细胞（+++），吞噬细胞（++）；血常规检查：RBC 6.24×10^{12}/L，Hb 180g/L，WBC 21.2×10^{9}/L，中性粒细胞90%，中性杆状核粒细胞5%，淋巴细胞4%，单核细胞1%。该患者可初步考虑为（　）。
   A. 急性阿米巴痢疾
   B. 急性胃肠炎

C. 急性肠炎
D. 急性重感冒
E. 急性细菌性痢疾

8. 以下关于神经组织脂类代谢的叙述正确的为（ ）。
A. 全部长链不饱和脂肪酸都在脑内合成
B. 脑脂类中大多数代谢较快，但磷脂酰胆碱和磷脂酰肌醇转换缓慢
C. 脑脂肪酸大部分不能在脑内合成，主要来自膳食
D. 脂类的构成中，磷脂很少，以中性脂肪为主
E. 糖鞘脂主要有脑苷脂和神经节苷脂两类

9. 23-DPG 可调节血红蛋白对氧的运输，以下叙述错误的是（ ）。
A. 23-DPG 含量测定可以用来反映组织缺氧的程度
B. 23-DPG 含量测定可以用来反映血液贮存情况
C. 23-DPG 含量测定可以用来反映某些酶的缺陷
D. 当 23-DPG 含量升高时，血红蛋白与之结合减少，与氧的亲和力升高
E. 当 23-DPG 含量升高时，血红蛋白与之结合增加，与氧的亲和力下降

10. 某患者动脉血气分析指标为：pH 7.36，PCO_2 30mmol/L，SB 19mmol/L，AB 18mmol/L，BE-5mmol/L，可考虑为（ ）。
A. 代偿性代谢性酸中毒
B. 代偿性代谢性碱中毒
C. 代偿性呼吸性酸中毒
D. 无酸碱平衡紊乱
E. 代偿性呼吸性碱中毒

11. 患者，女，37 岁。15 天来感觉疲软乏力，脸色苍白黄染。体检发现有肝脾肿大，血常规显示红细胞明显减少，Hb 30g/L，血小板正常，血 pH 低于参考区间。初步诊断为（ ）。
A. 血小板减少性紫癜
B. 自身免疫性溶血性贫血
C. 缺铁性贫血
D. 黄疸性肝炎
E. 脾功能亢进

12. 患者，男，62 岁。2 周来晨练行走 300m 左右出现胸部闷胀压抑感，放散到咽喉部，有紧缩感，持续 5~10 分钟，自行停止活动，休息 3~5 分钟后缓解。近 1 周来自觉上一层楼后有胸部闷胀感，口含硝酸甘油有效。既往高血压病史 25 年，高脂血症 8 年，糖尿病 6 年。对该患者正确的诊断应为（ ）。
A. 初发性心绞痛
B. 稳定型心绞痛
C. 劳力性心绞痛
D. 恶化性心绞痛
E. 变异型心绞痛

13. 正常人 OGTT（口服葡萄糖耐量试验）结果可能为（ ）。
A. 口服葡萄糖 30~60 分钟达最高峰
B. 葡萄糖峰值 >10mmol/L
C. 空腹血糖 6~7mmol/L
D. 血糖峰值 <10mmol/L
E. 2 小时血糖水平 7~8mmol/L

14. 患者，女，18 岁。经常性头晕、乏力 2 年，加重 3 个月。平时以素食为主。13 岁月经来潮，每次量多。查体：贫血外

貌，肝脾无肿大。血象：Hb 61g/L，平均红细胞体积（MCV）67.2fl，红细胞平均血红蛋白量（MCH）24.2pg，红细胞平均血红蛋白浓度（MCHC）280g/L，WBC 4×10^9/L，PLT 120×10^9/L，辐射吸收剂量（RET）0.012，红细胞中央淡染区扩大，红细胞分布宽度（RDW）25.2%。其最可能的诊断为（　）。
A. 缺铁性贫血
B. 巨幼细胞性贫血
C. 铁粒幼细胞贫血
D. 珠蛋白生成障碍性疾病
E. 失血性贫血

15. 瑞氏染液的成熟指数（RA）下降到多少时方可使用（　）。
A. 1.5 ±0.1
B. 1.1 ±0.1
C. 1.3 ±0.1
D. 1.7 ±0.1
E. 0.9 ±0.1

16. 患者，女，29 岁。停经 40 天就诊，考虑为妊娠，检查 hCG 的最佳标本是（　）。
A. 12 小时尿
B. 晨尿
C. 餐后尿
D. 3 小时尿
E. 中段尿

17. 患者，女，33 岁。发热、全身酸痛、轻度黄疸半个多月，伴有酱油色尿。实验室检查：Hb 62g/L，RBC 2.52×10^{12}/L，HCT 0.26，RDW 0.14，WBC 10.8×10^9/L，尿常规：尿蛋白（+），尿潜血（+++），尿胆原（+++）。其红细胞直方图上曲线可显示（　）。
A. 主峰右移，RDW 增宽
B. 主峰左移，RDW 正常
C. 主峰正常，RDW 正常
D. 主峰右移，RDW 正常
E. 主峰正常，RDW 增宽

18. 患者，男，38 岁。因发热、尿频、尿急、尿痛就诊。实验室检查：PRO（++）、WBC（+++）、脓细胞（+++）、RBC 0~5 个/HP，该患者蛋白尿可能为（　）。
A. 体位性蛋白尿
B. 溢出性蛋白尿
C. 偶然性蛋白尿
D. 混合性蛋白尿
E. 非选择性蛋白尿

19. 在放射免疫测定中，已知抗体和放射性核素标记抗原的量一定，若未标记的待测抗原量增多，则出现以下哪种现象（　）。
A. 标记的游离抗原减少，标记的免疫复合物增加，未标记的免疫复合物减少
B. 标记的游离抗原减少，标记的免疫复合物增加，未标记的免疫复合物增加
C. 标记的游离抗原增加，标记的免疫复合物增加，未标记的免疫复合物增加
D. 标记的游离抗原增加，标记的免疫复合物减少，未标记的免疫复合物减少
E. 标记的游离抗原增加，标记的免疫复合物减少，未标记的免疫复合物增加

20. 患者，男，39 岁。主诉疲乏无力，头晕。查体：体温正常，贫血外貌，双下肢有散在紫癜。两周前曾因感冒服用过扑热息痛类药物，服用药物期间曾发现尿色呈酱油色，血常规：Hb 65g/L，WBC 18×10^9/L，PLT 60×10^9/L。该患者最有可能的诊断为（　）。

A. 再生障碍性贫血
B. 慢性溶血性贫血
C. 白血病
D. 药物性溶血性贫血
E. 恶性组织细胞病

21. 患者，女，62 岁。面部紫红 5 个月余，无心、肺疾病史。查体：脾肋下 3cm，肝肋下 1cm。血常规：Hb 185g/L，PLT 665×10^9/L，白细胞计数 17×10^9/L。首先考虑以下哪一种疾病（　）。

A. 原发性血小板增多症
B. 继发性血小板增多症
C. 继发性红细胞增多症
D. 真性红细胞增多症
E. 骨髓增生性疾病

22. 淋巴细胞型类白血病反应最常见的致病原因是以下哪项（　）。

A. 大面积烧伤
B. 病毒感染
C. 寄生虫病
D. 恶性肿瘤
E. 细菌感染

23. 细菌体内含有一定的渗透压，但细菌却不会崩裂，这和细菌的哪种结构有关（　）。

A. 细胞质
B. 核质
C. 细胞壁
D. 荚膜
E. 细胞膜

24. 能够产生透明质酸酶的细菌为（　）。

A. 脑膜炎奈瑟菌
B. 大肠埃希菌
C. 化脓性链球菌
D. 产气荚膜杆菌
E. 变形杆菌

25. 细菌哪种结构的功能类似真核细胞的线粒体（　）。

A. 胞质颗粒
B. 异染颗粒
C. 质粒
D. 中介体
E. 核糖体

26. 关于外毒素的叙述错误的为（　）。

A. 其成分为脂多糖
B. 具有特异的组织亲和性
C. 主要由革兰阳性菌产生
D. 可经甲醛脱毒成类毒素
E. 可由革兰阴性菌产生

27. 疟原虫的主要感染方式为（　）。

A. 雌按蚊叮咬时，子孢子主动钻入皮肤
B. 雌按蚊叮咬时，卵囊进入人体
C. 接触传播
D. 由雌按蚊叮咬时，子孢子随唾液进入人体
E. 输血传播

28. 临床标本分离弯曲菌时常用选择性培养基，这种培养基中最常用的抗生素为（　）。

A. 头孢噻肟

B. 头孢哌酮
C. 头孢呋辛
D. 头孢噻吩
E. 头孢他啶

29. 某医院新生儿病房发生剥脱性皮炎流行，为追踪导致剥脱性皮炎的金黄色葡萄球菌带菌者，应对医务人员及患儿做（ ）。
A. 血浆凝固酶试验
B. 细菌分离培养和鉴定
C. 金黄色葡萄球菌噬菌体分型
D. 细菌学涂片染色镜检
E. 血清中葡萄球菌抗体效价滴定

30. 患者，男，35 岁。因发热入院，怀疑伤寒，两次抽血做肥达反应，入院后第 4 天结果如下：H 1∶80，O 1∶80，A、B、C 1∶40。入院后第 12 天结果如下：H、O 1∶640，A、B、C 1∶40，诊断应考虑（ ）。
A. 甲型副伤寒
B. 乙型副伤寒
C. 非特异性回忆反应
D. 丙型副伤寒
E. 伤寒

31. 患者，男，37 岁。喝牛奶后出现食物中毒症状，取剩余牛奶经 4℃冷增菌后分离培养，该菌为革兰阳性菌，37℃无动力、环磷酸腺苷（CAMP）试验(+)，触酶(+)，耐盐耐碱，据此判断最可能是何种细菌（ ）。
A. 鼠伤寒沙门菌
B. 产单核细胞李斯特菌
C. 蜡样芽胞杆菌
D. B 群链球菌
E. 金黄色葡萄球菌

32. 患者，女，46 岁。低热盗汗 6 个月，原因待查。做 5UPPD 试验，74 小时后皮肤硬结 45mm×46mm，以下意见哪项正确（ ）。
A. 有结核病可能，应进一步寻找病变部位
B. PPD 试验无临床意义
C. 可以明确诊断结核病
D. 复查一次 PPD 试验
E. 以上均错误

33. 患者，女，44 岁。牧民，食蒸煮后病死绵羊肉。两天后全身无力，并便紫黑色血，经检查诊断为肠炭疽。试分析该患感染的最主要原因（ ）。
A. 缺乏特异免疫力
B. 经呼吸道感染
C. 炭疽毒素
D. 荚膜
E. 肉中芽胞未被杀死

34. 患者，女，39 岁。突然起病，畏寒、发热，体温常在 38℃以上，同时出现腹痛、腹泻，每日排便十余次。食欲不振，恶心、呕吐，诊断可能为（ ）。
A. 慢性菌痢
B. 慢性菌痢迁延型
C. 急性菌痢中毒型
D. 慢性菌痢急性发作型
E. 急性菌痢普通型

35. 生化实验室采用 NCCLS 所规定的二级纯水的微生物菌落（CFU/ml）应低于（ ）。
A. 5000
B. 100
C. 10000
D. 1000
E. 10

二、多选题（以下每道考题有 5 个备选答案，每题至少有 2 个正确答案）

1. 浓缩红细胞适用于以下哪些患者（　）。
   A. 各种慢性贫血患者
   B. 小儿、老年人需输血者
   C. 肝、肾、心功能障碍需输血者
   D. 各种急性失血的患者
   E. 高钾血症患者

2. 引起血细胞分析仪检测结果异常的因素为（　）。
   A. 冷球蛋白
   B. 非晶形物质聚集
   C. 高脂血症
   D. 糖类
   E. 纤维蛋白

3. 前列腺炎患者前列腺液检查可能出现的异常结果包括（　）。
   A. 白细胞 >10 个/HP
   B. 精子
   C. 淀粉样小体
   D. 滴虫
   E. 葡萄球菌

4. 献血 200ml 后，关于机体各项指标恢复至献血前水平叙述正确的为（　）。
   A. 血容量需 1~2 小时
   B. 血小板和白细胞需 2~3 天
   C. 红细胞和血红蛋白需 7~10 天
   D. 血流动力学指标需 4 天
   E. 蛋白质需 1~2 天

5. 终点法试剂盒质量评价要求是（　）。
   A. 试剂空白的反应速度时间曲线应平坦，且没有明显波动
   B. 反应速度时间曲线的斜率要大而灵敏
   C. 反应达到平衡的时间应在读取测定吸光度的时间之前
   D. 反应达到平衡后，吸光度最大并维持不变
   E. 试剂空白的吸光度应低于规定标准

6. 肿瘤标志物用于肿瘤复发监测时的要求是（　）。
   A. 特异性高
   B. 精密度严格
   C. 测定范围越宽越好
   D. 测定范围无特殊要求
   E. 敏感性高

7. 脑脊液的功能包括（　）。
   A. 似脑的“水垫”，起保护作用
   B. 是感受内环境变化的窗口
   C. 调整颅内的压力
   D. 是分泌激素的运输通道
   E. 运送营养物质，并带走其代谢产物

8. 临床上应用酶检测诊断疾病时，一般考虑以下哪些因素（　）。
   A. 要有合适的生物半寿期
   B. 同工酶有一定组织分布特异性
   C. 组织与血清酶活性比值在 10 倍以上
   D. 组织损伤后，酶能较快地释放到血液中
   E. 酶组织分布广

9. 符合间接 Coombs 试验叙述的为（　）。
   A. 出现凝集为阳性
   B. 用于检测母体 Rh 抗体
   C. 检测红细胞膜上的不完全抗体
   D. 可检测完全抗体
   E. 可检测因红细胞不相容性输血而产生的溶血

10. 以下关于尿液 Ig 定量的临床意义，叙述正确的为（　）。
A. 尿液中游离轻链的检测对诊断轻链病是不可缺少的步骤
B. 40%~50% 的 IgA 肾病患者血清 IgA 明显高于正常
C. 单纯性膜孔径轻度增大时，尿液中以 IgG 滤出增多为主
D. 机体的免疫功能或反应的异常是引起各种肾脏疾病的重要病因
E. 基底膜细胞间缝隙的孔径大小对 IgG、IgM、IgA 滤过起主要屏障作用

11. 判定免疫复合物为发病机制的证据为（　）。
A. 病变局部有 IC 沉积
B. Ⅲ型变态反应的损伤症状
C. IC 中的抗原性质确定
D. CIC 水平显著上升
E. 检出 CIC

12. 铁蛋白标记免疫电镜技术的特点有（　）。
A. 电镜下排列成菱形或方形的电子致密区
B. 铁蛋白分子可以透过细胞膜和组织
C. 可用普通光学显微镜观察
D. 与抗体结合，显像清晰，容易辨认
E. 铁原子电子散射力大，电镜下呈明显胶粒状结构

13. 以下哪些可作为 PNH（阵发性夜间血红蛋白尿）与再生障碍性贫血的鉴别依据（　）。
A. 有无黄疸、血红蛋白尿
B. 中性粒细胞碱性磷酸酶染色
C. 酸溶血
D. 骨髓增生情况
E. 蔗糖溶血

14. 维生素 B_{12} 缺乏所致巨幼细胞性贫血与叶酸缺乏所致巨幼细胞性贫血的不同之处为（　）。
A. 前者的发病机制是 dTTP 减少和丙酰辅酶 A 堆积，后者仅为 dTTP 减少
B. 前者核少质老，后者核老质少
C. 前者有神经症状，后者没有
D. 前者应当以肠道外方式给药治疗，后者采用口服方式给药治疗
E. 我国以前者少见，后者多见

15. 有关粒/红比值叙述错误的为（　）。
A. 再生障碍性贫血时粒/红降低
B. 增生性贫血时粒/红降低
C. 是各阶段粒系百分数总和与各阶段幼红细胞百分数总和之比
D. 各种类型白血病时粒/红均升高
E. 正常人为（2~4）: 1 或 3 : 1

16. 棒状小体（Weibel–Palade 小体）是以下哪些物质产生的场所（　）。
A. AT
B. proteinc
C. WF
D. 肌球蛋白
E. t–PA

17. 临床常见的需氧或兼性厌氧革兰阳性杆菌包括（　）。
A. 丹毒丝菌属
B. 棒状杆菌属
C. 芽胞杆菌属
D. 加特纳菌属
E. 李斯特菌属

18. 常用的血液分子生物学技术包括以下哪

几种（　）。

A. 基因芯片技术

B. Southern 印迹

C. 核酸原位杂交技术

D. 荧光实时 Q-PCR 技术

E. 膜片钳技术

19. 使用抗生素时易使口咽部（口腔）菌群发生哪些变化（　）。

A. 细菌种类减少

B. 细菌种类多样性增加

C. 细菌总量减少

D. 阳性球菌减少明显

E. 细菌总量增加

20. 主要对系统误差敏感的质控规则有（　）。

A. 4_{1s}

B. $10_{\bar{X}}$

C. 1_{3s}

D. 2_{2s}

E. R_{4s}

三、案例分析题（每个案例至少有3个提问，每个提问有多个备选答案，其中正确答案有1个或几个）

（1~3 题共用题干）

患儿，男，8 个月。因上腹部膨大 3 个月，并间有不规则发热入院。查体：T 39.4℃，浅表淋巴结不肿大，咽部充血，扁桃体不肿大，双肺呼吸音粗糙，心脏无异常，腹部膨隆，无肌紧张，肝肋下 6cm，边钝，质中等：脾肋下约 5cm，质中等，两者均超过脐水平线，表面光滑。外周血象检查：Hb 80g/L，WBC 10.8 × 10^9/L，N 0.64、L 0.36，ALT 45U/L，AST 26U/L，ALP 14U/L，总蛋白 57g/L，白蛋白 32g/L，球蛋白 25g/L；BUN 7.0mmol/L，空腹血糖 5.3mmol/L；蛋白质电泳：白蛋白 63.3%，α_1-球蛋白 5.2%，α_2-球蛋白 6.3%，β-球蛋白 10%，γ-球蛋白 15.2%。

1. 应考虑诊断的疾病包括（　）。

A. 急性上呼吸道感染

B. 先天性营养不良

C. 慢性粒细胞白血病

D. 尼曼-匹克病

E. 脾功能亢进

2. 若该患者为尼曼-匹克病，具有诊断价值的指标是（　）。

A. 唾液酸酶活性减低

B. 充满脂质的泡沫细胞

C. 神经鞘磷脂酶的活性降低

D. 泡沫样组织细胞

E. 血小板计数减少

F. X 线骨骼像显示中至重度多发性骨发育不全

3. 为进一步明确诊断，该患者还应做的检查包括（　）。

A. 外周血染色体检查

B. 骨髓铁染色

C. 肌张力检测

D. 腹部超声波检查

E. 骨髓细胞学检查

F. 神经鞘磷脂酶活性检测

G. 外周血细胞显微镜分类

（4~7 题共用题干）

患者，男，53 岁。因慢性肾功能不全 5 年需进行肾移植术。

4. 进行 HLA 分子配型可采用的方法为

（　）。
A. PCR-SSO
B. PFGE
C. 基因芯片
D. PCR-RFLP
E. RFLP
F. SBT
G. TGGT
H. PCR-SSCP
I. PCR-SSP
J. 寡核苷酸连接试验
K. PCR-SSO
L. 变性梯度凝胶电泳

5. 患者术前应进行的实验室检测为（　）。
A. 交叉配血
B. PPD-IgG
C. 群体反应性抗体检测
D. HLA-B27
E. HLA 配型
F. CD4
G. CD56
H. 淋巴细胞毒性试验
I. 血型
J. 混合淋巴细胞培养

6. 同种异基因肾移植术后的超急性排斥反应发生在哪类患者（　）。
A. ABO 血型不合
B. 高血压
C. 心肌炎
D. 胃溃疡
E. 有多次输血史
F. 肿瘤
G. 胆囊炎
H. HLA 抗原与致敏淋巴细胞对抗
I. 有妊娠史
J. 曾有其他器官移植
K. 冠心病
L. 糖尿病

7. HLA 分子配型主要针对的配型抗原为（　）。
A. HLA-B
B. HLA-C
C. HLA-DR
D. HLA-DP
E. HLA-A
F. HLA-E
G. HLA-DQ
H. HLA-DM
I. HLA-F
J. HLA-DO

（8～10 题共用题干）

患者，男，50 岁。上腹部疼痛 3 天、加重 2 天来诊。患者 3 天前饮酒后上腹部疼痛，疑似胃病，经口服和静脉输液治疗疗效不明显。查体：面色苍白，意识清楚，呼吸急促，出汗，身体肥胖，上腹部有压痛及反跳痛，Mebumey 征（-）。T 38.5℃，R 52 次/分，P 140 次/分，BP 142/88mmHg，余无异常。

8. 根据上述信息，当前诊断应考虑的疾病是（　）。
A. 腹膜炎
B. 胃溃疡
C. 胰腺炎
D. 胃炎
E. 心肌梗死
F. 急性胆囊炎
G. 阑尾炎
H. 心绞痛

9. 若需了解患者的脂代谢状况，还应检测（　）。
A. 血清 TBi

B. 血清 CBi

C. 血清 ApoB

D. 血清 Lp（a）

E. 血清 LDL-C

F. 血清 ApoA

G. 血清 HDL-C

10. 为明确诊断应紧急检查的检验项目是（　）。

A. 血清 AST

B. 尿液 Amy

C. 血清 ALT

D. 血清 Amy

E. 血清 CK-MB

F. 血清 cTnl

G. 血清 TG

H. 血清 TC

（11~13 题共用题干）

患者，女，14 岁。半年前发现膝关节周围的皮肤出现出血点，到当地医院就诊，发现尿中 RBC（++++），发病前 3 周曾经发生上呼吸道感染，经过治疗，时好时坏，又到医院就诊。查体：皮肤紫癜已经消失。实验室检查：尿潜血 250，镜下 RBC（+），补体总量正常，C3 正常，C4 0.061g/L，肾功能正常，肝功能正常。免疫复合物含量升高。血常规正常，类风湿因子阴性。

11. 支持过敏性紫癜和紫癜性肾炎的证据有（　）。

A. 尿中出现红细胞

B. 免疫复合物升高

C. 尿潜血试验阳性

D. 抗血小板抗体阳性

E. 伴有皮肤出血点

F. 近期有细菌、病毒感染史

12. 进一步明确诊断应做的检验项目为（　）。

A. 骨髓检查

B. 血清总补体活性（CH_{50}）

C. 抗核抗体

D. 血型抗体

E. 血清循环免疫复合物

F. 尿清蛋白

G. 凝血功能

H. 抗血小板抗体

13. 根据以上信息，应考虑的诊断为（　）。

A. 风湿性关节炎

B. 系统性红斑狼疮

C. 急性肾小球肾炎

D. 类风湿性关节炎

E. 紫癜性肾炎

F. 过敏性紫癜

（14~16 题共用题干）

患儿，男，出生后 47 天。于出生后十余天出现发热（体温最高 39℃）、阵发性咳嗽，症状逐渐加重，出现呼吸困难，周身皮肤黄染。血白细胞 15×10^9/L。对症治疗 10 天，病情好转，出院。7 天前患儿再次发热（体温 39℃）、喘憋，口周及四肢末端皮肤发绀急诊入院。查体：脉搏 190 次/分，呼吸 76 次/分。反应淡漠，周身皮肤黄染，呼吸急促。听诊双肺密集湿啰音，心音低钝，心率 190 次/分；肝脾未见异常，下肢水肿。查血白细胞 23×10^9/L，红细胞 218×10^{18}/L，血红蛋白 81g/L；丙氨酸转氨酶 87U/L，总胆红素 285μmol/L，间接胆红素 235μmol/L，总蛋白 51g/L，清蛋白 27g/L；乙肝五项均（-）。血培养未见细菌生长。X 线胸片示两侧肺斑片状阴影。

14. 综合上述各项检测结果，患儿可能诊断为（　）。

A. 支气管肺炎伴心力衰竭

B. 细菌性肺炎
C. TORCH 感染综合征
D. 婴儿肝炎综合征
E. 支原体肺炎
F. 衣原体肺炎

15. 鉴于患儿反复发生肺炎、黄疸。进一步具针对性的检查项目为（ ）。
A. 丙肝抗体检测
B. 肺炎衣原体抗体
C. 血培养
D. 心肌酶谱检测
E. TORCH 检查
F. 肺炎支原体抗体

16. 如果检查 TORCH 优生 4 项结果为单纯疱疹病毒抗体，风疹病毒抗体及弓形虫抗体均(+)，巨细胞病毒抗体(-)，血培养未见细菌生长。确定诊断为（ ）。
A. 新生儿败血症
B. 衣原体肺炎
C. 心力衰竭
D. 新生儿 TORCH 感染综合征
E. 支原体肺炎
F. 细菌性肺炎

（17~22 题共用题干）

患者，男，53 岁。因发热、咳嗽、剧烈头痛 5 天入院。患者自述有冶游史。入院查体：消瘦，慢性消耗病容，全身浅表淋巴结可触及，肺部 CT 提示右肺脊柱旁高密度影，脑 MRI 发现两侧大脑多处散在团块样病灶。

17. 应进行的实验室检查为（ ）。
A. 抗 HCV 抗体
B. HBsAg
C. HIV 病毒抗体
D. 血清巨细胞病毒抗体
E. 脑囊虫抗体
F. 肺吸虫抗体
G. 疱疹病毒抗体

18. 应进一步进行的实验室检查有（ ）。
A. 单纯疱疹病毒抗体
B. 外周血淋巴细胞亚群分析
C. 血清免疫球蛋白检测
D. 脑脊液真菌培养
E. 免疫印迹法做 HIV 确诊试验
F. 脑脊液抗弓形虫抗体检测
G. 血清抗嗜肺军团菌抗体检测

19. 以下实验室检查结果与临床不符的为（ ）。
A. 血清 p24 抗原阳性
B. B 淋巴细胞多克隆激活
C. 总补体活性和 C3、C4 成分均正常
D. 迟发性皮肤超敏反应试验阳性
E. $CD8^+$T 淋巴细胞绝对数增多
F. 免疫球蛋白含量正常或升高
G. 淋巴细胞总数减少

20. HIV 受体包括（ ）。
A. CD19 分子
B. CD8 分子
C. 趋化因子受体
D. CD20 分子
E. 半乳糖神经酰胺受体
F. Fc 受体
G. CD4 分子

21. 可作为疗效监测指标的为（ ）。
A. $CD4^+$T 淋巴细胞绝对计数
B. HIV-DNA 水平
C. HIV 抗体效价
D. $CD4^+/CD8^+$ 比值
E. 外周血总 WBC 计数

F. 血清免疫球蛋白定量
G. HIV-RNA 水平

22. 艾滋病患者易并发的疾病有（　）。
A. 肺军团菌感染
B. 卡波西肉瘤
C. 隐孢子虫感染
D. 白色念珠菌感染
E. 脑囊虫病
F. 脑弓形虫病
G. EB 病毒感染

（23~25 题共用题干）

患者，男，65 岁。汽车司机，因吞咽困难 2 个月入院。患者 2 个月前每于进食较快后即发噎，自感胸骨后灼痛，哽塞不适，需停止进食、叩背并少量饮水后方能缓解。此后症状反复发作，时轻时重。由于进干的固体饮食后哽塞明显，患者以进流食或半流食为主。近 1 个月来病情逐渐加重，发作时伴恶心，呕吐少量食物。2 周来每日只能进少许流质饮食，同时有轻度咳嗽，咳白色黏液痰。查体：心肺（-），腹软，无腹水，肝脾肋下未及。皮肤、巩膜无黄染。T 37.0℃，P 84 次/分，BP 128/85mmHg。实验室检查：Hb 102g/L，WBC 5.3×10^9/L，便潜血(-)。

23. 需要鉴别的疾病为（　）。
A. 支气管肺癌
B. 胃癌
C. 原发性肝癌
D. 食管静脉曲张
E. 食管平滑肌瘤
F. 贲门失弛缓症

24. 该患者最有可能的诊断为（　）。
A. 胃炎
B. 慢性肝炎
C. 食管癌
D. 急性肝炎
E. 急性药物性肝炎
F. 流感

25. 如要明确食管癌的临床诊断，还需做的辅助检查为（　）。
A. 血清 SCC 测定
B. X 线钡餐造影和胃镜检查
C. 血清 CYFRA21-1 测定
D. CT
E. X 线胸片
F. 血清 CEA 测定

（26~28 题共用题干）

患者，女，29 岁。月经量增多半年，1 个月来齿龈出血，下肢皮肤出现淤点、淤斑。妇科检查子宫有一小肌瘤。实验室检查：Hb 78g/L，WBC 5.4×10^9/L，血小板 32×10^9/L。

26. 如果骨髓涂片示巨核细胞 100 个/（1.5cm×3cm），颗粒型占 0.90，则以下检查中还可出现异常表现的是（　）。
A. 血浆 FⅧ/C 测定
B. 血小板寿命
C. D-二聚体测定
D. 凝血酶原消耗试验
E. FDP 测定
F. PT、APTT
G. 束臂试验
H. 血小板功能测定
I. BT
J. 血块收缩试验

27. 为明确诊断，还需要进行的检查是（　）。
A. 血浆 Fg 含量测定
B. 血小板寿命测定

C. D–二聚体测定
D. 溶血全套检查
E. BT 测定
F. 血块收缩试验
G. 毛细血管脆性试验
H. 骨髓涂片检查
I. 血小板抗体测定
J. 优球蛋白溶解时间（ELT）
K. 3P 试验

28. 根据以上检查，该患可能的诊断为（　）。
A. 冯维勒布兰德病（vWD）
B. 弥散性血管内凝血（DIC）
C. 血友病 A
D. FⅪ缺乏症
E. 慢性型 ITP（免疫性血小板减少性紫癜）

（29～31 题共用题干）

患者，男，65 岁。因头痛、乏力、头晕、心悸、四肢麻木就诊。查体：面色深红，略发绀，口唇及黏膜紫红，下肢肿胀并发绀，脾大，心、肺正常，其他未见异常。血常规检查红细胞 $7.20\times10^{12}/L$，血红蛋白 227g/L，白细胞计数 $18.2\times10^{9}/L$，血小板 $623\times10^{9}/L$。骨髓穿刺：干抽现象，深红色。

29. 不支持继发性红细胞增多症的临床表现为（　）。
A. 口唇黏膜紫红
B. 四肢麻木
C. 下肢肿胀并发绀
D. 红细胞持续增多
E. 脾肿大
F. 全血细胞增多

30. 此患者可能的诊断为（　）。
A. 原发性血小板增多症
B. 骨髓纤维化
C. 骨髓增生异常综合征
D. 继发性红细胞增多症
E. 真性红细胞增多症
F. 慢性粒细胞白血病

31. 如拟诊为“真性红细胞增多症”，首选的鉴别检查为（　）。
A. BFU–E 造血细胞培养
B. 血型糖蛋白分析
C. 血清 EPO 水平
D. 抗人球蛋白试验和血红蛋白电泳
E. 红细胞容量绝对值
F. 骨髓细胞学和组织学检查

（32～34 题共用题干）

患者，男，68 岁。术后出现发热、寒战、尿频、尿急。尿培养细菌在血平板和麦康凯平板上均可生长，细菌产生红色色素，为革兰阴性杆菌。

32. 该菌的生化反应特点为（　）。
A. 42℃生长
B. 有特殊气味
C. 产生尿素酶
D. 产生酯酶
E. 产生 DNA 酶
F. 产生明胶酶

33. 应考虑感染的细菌为（　）。
A. 深红沙雷菌
B. 鲍曼不动杆菌
C. 粪产碱杆菌
D. 大肠埃希菌
E. 铜绿假单胞菌
F. 马红球菌

34. 有关该菌的抗菌药物敏感性，以下叙述正确的为（　）。
A. 可以诱导产生持续高产 AmpC 酶

B. 对头孢菌素天然耐药
C. 产生了青霉素结合蛋白 2a
D. 产生超广谱 β-内酰胺酶
E. 产生青霉素酶
F. 产生碳青霉烯酶

(35~38 题共用题干)

患者，男，58 岁。因发热、气促、咳嗽、咳痰胸痛入院。主诉晨起眼部有黄色分泌物。长期吸烟，60 支/天。无慢性疾病史。10 天入院前，突起发热、寒战、咽喉痛、关节痛，但于入院前症状逐渐缓解。查体：T 39.4℃，P 120 次/分，R 30 次/分，BP 140/80mmHg。左下肺有啰音，睑结膜发生红斑、水肿，有化脓性分泌物。实验室检查：HCT 42%，WBC 16×10^9/L，血常规：PMN 0.55，杆状核 0.16，淋巴 0.22。血气：$PO_2$64mmHg。X 线示左下肺后段肺泡浸润。

35. 如果痰培养为金黄色葡萄球菌，提示该细菌可能为万古霉素中介金黄色葡萄球菌的依据为（　）。
    A. 菌落形态常表现为大菌落
    B. 血培养阳性报警时间在 24 小时内
    C. 凝固酶反应微弱或延迟
    D. 经过多次次代培养后，菌落恢复典型形态，万古霉素 MIC 降低并恢复为敏感
    E. 菌落形态不典型
    F. 达托霉素 MIC 升高
    G. 肉汤生长迟缓

36. 为明确诊断，首选的检查为（　）。
    A. 结膜拭子抗原检测
    B. 结膜拭子革兰染色涂片
    C. 痰细菌培养
    D. 血培养
    E. 结膜拭子细菌培养
    F. 痰革兰染色涂片

37. 该患者感染肺炎的途径可能为（　）。
    A. 机械通气
    B. 内源性感染
    C. 密切接触
    D. 吸入
    E. 医护人员的手
    F. 血源性

38. 引起该疾病的病原体可能为（　）。
    A. 肺炎克雷伯菌
    B. 沙眼衣原体
    C. 金黄色葡萄球菌
    D. 肺炎链球菌
    E. 卡他莫拉菌
    F. 军团菌
    G. 流感嗜血杆菌
    H. 大肠埃希菌

(39~42 题共用题干)

患者，男，33 岁。HIV 阳性。持续中度发热、寒战，头痛进行性加重 2 周。查体：T 39.0℃，精神倦怠，轻度颈项强直，生理反射减弱。胸部 X 线片示正常。

39. 抽取该患者脑脊液进行分析，可能表现为（　）。
    A. WBC 10~100/μl（PMNS >50%），蛋白 <5.56mmol/L，葡萄糖 <2.77mmol/L
    B. WBC 200~300/μl（PMNS >50%），蛋白 >5.56mmol/L，葡萄糖 <2.22mmol/L
    C. WBC <10/μl（PMNS <50%），蛋白 >5.56mmol/L，葡萄糖 >2.22mmol/L
    D. WBC >1000/μl（PMNS >50%），蛋白 >5.56mmol/L，葡萄糖 <2.22mmol/L
    E. WBC 10~100/μl（淋巴 >50%），蛋白

<5.56mmol/L，葡萄糖<2.77mmol/L

F. WBC < 10/μl，蛋白 < 2.22mmol/L，葡萄糖 >2.77mmol/L

40. 以下适于该患者治疗的药物为（　）。
A. 头孢曲松 + 地塞米松
B. 青霉素 G + 利福平
C. 两性霉素 B + 氟胞嘧啶
D. 异烟肼 + 利福平
E. 两性霉素 B + 氟康唑 + 氟胞嘧啶
F. 氟康唑 + 磺胺嘧啶

41. 如果脑脊液墨汁染色阳性，最有可能引起该疾病的毒力因子为（　）。
A. 血清脂肪酶（LPS）
B. 可溶性 β-13 葡聚糖
C. 有丝分裂原
D. 多糖荚膜
E. 肉芽肿形成可溶性抗原
F. 非典型细胞壁肽聚糖

42. 如果该患者感染未能控制，最可能是宿主反应中（　）。
A. 体液 IgM 和 IgG 反应缺陷
B. 黏膜 IgA 反应缺陷
C. 细胞介导的反应缺陷
D. 补体替代途径缺陷
E. 体液 IgG 反应缺陷
F. PMN 反应缺陷

（43~45 题共用题干）

患者，女，47 岁。主诉阴道少量出血半个月。病理切片显示宫颈内皮肉瘤分级为 3 级，在宫颈脱落细胞中可分离到病毒。

43. 目前，已被 FDA 列为该病病原体的必检项目为（　）。
A. 血常规
B. 病毒 DNA 检测
C. 补体结合试验
D. 细胞染色镜检
E. 病毒分离培养
F. 血清学试验检测抗体

44. 除宫颈癌外，与此病原体有关的疾病为（　）。
A. 尖锐湿疣
B. 膀胱癌
C. 直肠癌
D. 喉癌
E. 食管癌
F. 肺癌

45. 分离到的病毒最有可能为（　）。
A. 巨细胞病毒
B. 疱疹病毒
C. EB 病毒
D. HPV16 型
E. HPV11 型
F. HIV

参考答案

一、单选题

1. A	2. D	3. D	4. B	5. A	6. D	7. E	8. E	9. E	10. A
11. B	12. B	13. A	14. A	15. C	16. B	17. D	18. C	19. E	20. D
21. D	22. B	23. C	24. C	25. D	26. A	27. D	28. B	29. C	30. E
31. B	32. A	33. E	34. E	35. D					

二、多选题

1. ABCDE	2. ABCE	3. ADE	4. ABCDE	5. ACDE
6. BDE	7. ABCDE	8. ABD	9. ABE	10. ABCDE
11. ACD	12. ADE	13. ABCE	14. ACDE	15. AD
16. CE	17. ABCDE	18. ABCD	19. ACD	20. ABD

三、案例分析题

1. CDE	2. BC	3. CDEFG	4. ACDEFHIK	5. ACEHIJ
6. AEHIJ	7. ACE	8. ABCD	9. CDEFG	10. BD
11. CEF	12. AGH	13. EF	14. ACD	15. CE
16. D	17. CDEF	18. BDEFG	19. DE	20. CEFG
21. ADG	22. ABCDEFG	23. DEF	24. C	25. ABCF
26. BDGHIJ	27. BEFGHI	28. E	29. DEF	30. E
31. ACEF	32. DEF	33. A	34. AB	35. CDEFG
36. BCDEF	37. D	38. BCDEFG	39. E	40. E
41. D	42. C	43. B	44. ABDE	45. D

高级卫生专业技术资格考试用书
临床医学检验学模拟试卷（一）

主　编　李玉中

编　者　(按姓氏笔画排序)

王媛媛　付那仁图雅　刘艳君

孙石春　李　东　李玉中

何　影　张　彤　董　慧

中国协和医科大学出版社

北　京

模拟试卷（一）

一、单选题（以下每道考题有5个备选答案，请选择1个最佳答案）

1. 关于实验室认可和质量体系认证，以下哪些说法是错误的（　）。
   A. 认证是由第三方进行的
   B. 认可是权威机构正式承认
   C. 认可对象是检测实验室和/或校准实验室
   D. 认证是证明被认证对象具备某种能力，是对能力的审核
   E. 通过认可的检测和校准实验室，其运作也符合ISO9001和ISO9002

2. 关于真空采血法的叙述，错误的是（　）。
   A. 为封闭式采血技术
   B. 容易发生溶血现象
   C. 可避免对医护人员的感染
   D. 采血量由真空负压严格控制
   E. 根据实验要求选择相应的真空采血管

3. 外周血中网织红细胞降低见于（　）。
   A. 缺铁性贫血
   B. 溶血性贫血
   C. 巨幼细胞性贫血
   D. 放射治疗和化学治疗以后，造血恢复时
   E. 再生障碍性贫血

4. 鉴别粪便中酵母菌与红细胞的常用方法是（　）。
   A. 染色
   B. 加蒸馏水
   C. 折光性
   D. 加稀醋酸
   E. 加生理盐水

5. 患者，男性，38岁。有重金属接触史。常感腰痛，尿检示少量蛋白及红细胞、白细胞管型，蛋白定量1.25g/24h，多为小分子量蛋白。与该患者相关的疾病可能是（　）。
   A. 肾结石
   B. 肾结核
   C. 急性膀胱炎
   D. 慢性间质性肾炎
   E. 急性肾小球肾炎

6. G-6-PD酶缺乏时，下列哪项试验阳性（　）。
   A. 抗人球蛋白试验
   B. 蔗糖溶血试验
   C. 酸溶血试验
   D. 蛇毒因子溶血试验
   E. 高铁血红蛋白还原试验

7. 对于患肝疾病出血和手术出血的患者应该输注的是（　）。
   A. 白蛋白
   B. 白细胞
   C. 红细胞
   D. 血小板
   E. 凝血酶原复合物

8. 患者，女性，45岁。诊断缺铁性贫血。给予铁剂治疗后Hb上升至130g/L。为保证机体有足够的储存铁，需继续铁剂治疗。期间需选择以下哪项指标监测体内储存铁的变化（　）。
   A. 血清铁

B. 铁蛋白
C. 转铁蛋白
D. 总铁结合力
E. 可溶性转铁蛋白受体

9. 凝血酶时间测定正常，主要提示（ ）。
A. 因子Ⅷ无缺陷
B. 因子Ⅺ无缺陷
C. Fg 无缺陷
D. PAI 无缺陷
E. 因子Ⅱ无缺陷

10. 患者，男性，26 岁。高热，皮肤出血点伴皮肤黄染 2 周。查体：重病容，皮肤中度黄染，可见散在出血点，浅表淋巴结普遍肿大，肝肋下 3cm，脾肋下 4cm。质中。实验室检查：血常规示 WBC $2.1\times10^9/L$，Hb 74g/L，PLT $33\times10^9/L$，临床高度怀疑恶性组织细胞病。以下哪项检查最有助于恶组的诊断（ ）。
A. 胸片
B. NAP 积分
C. 腹部 B 超
D. Coombs 试验
E. 骨髓细胞学检查

11. 患者，男性，30 岁。不明原因肝、脾大 3 年余。无发热、肝炎病史，近 1 个月出现鼻出血。查体：肝肋下 2cm，脾平脐。血常规检查：Hb 103g/L，WBC $2.7\times10^9/L$，PLT $61\times10^9/L$；肝功能正常。骨髓检查：有核细胞增生明显活跃，粒红比正常，片中有大量胞体大、形态特殊的细胞，该细胞 PAS、ACP 及 SBB 染色呈阳性至强阳性，POX 染色阴性。询问病史有遗传史。你首先考虑以下哪种疾病（ ）。
A. 再生障碍性贫血
B. 血友病
C. 戈谢病
D. 尼曼–匹克病
E. 地中海贫血

12. 一患者术后伤口渗血不止，临床疑有 DIC，应选择哪组筛选试验（ ）。
A. BT、CT、PT
B. PLT、PT、APIT、Fg、FDP
C. PLT、CRT、BT
D. CFT、APTT、VWF
E. PLT、APTT、BT、CT

13. 患者，男性，24 岁。1 周前右膝关节不慎撞伤后逐渐肿大、疼痛，既往有类似病史，也有小腿肌肉血肿，但不严重。应首选哪项检查（ ）。
A. BT
B. PT
C. CT
D. APTT
E. PLT

14. 某电泳规定通电电流为 0.4mA/cm，支持物长 10cm、宽 50cm，电泳仪的输出电流应该为（ ）。
A. 4mA
B. 10mA
C. 20mA
D. 30mA
E. 40mA

15. 患者，男性，73 岁。进行性排尿困难 2 年。直肠指诊触及前列腺侧叶增大、中间沟平，左侧叶有 2cm 大小硬结，怀疑为前列腺癌。临床以往常用来诊断前列腺疾病的酶学指标是（ ）。
A. ALP

B. ACP
C. ALT
D. AST
E. AMY

16. 进食后被吸收入血的单糖，最主要的去路是（ ）。
A. 在组织器官中氧化供能
B. 经肾由尿排出
C. 在体内转化为氨基酸
D. 在体内转化为脂肪
E. 在肝、肌肉、肾等组织中合成糖原

17. 补体最主要的活性是（ ）。
A. 溶细胞作用
B. 吞噬作用
C. 调理作用
D. 免疫调节作用
E. 清除免疫复合物

18. 某人夜间视力减退，暗适应时间延长，眼睛对光敏感，眼睑肿胀。可能与哪种维生素缺乏有关（ ）。
A. 维生素 E
B. 维生素 C
C. 维生素 A
D. 维生素 D
E. 维生素 K

19. 患者，男性，56 岁。在施工过程中突然发生一阵呕血，被送往某医院。入院体检：消瘦，呼出气恶臭；肝脏坚硬肿大，腹部膨胀，足部轻度水肿。既往酗酒史。实验室检测结果为：TP 48g/L，胆红素 83μmol/L，ALT 58U/L，AST 128U/L。导致该患者低蛋白血症的原因主要是（ ）。
A. 蛋白质从肾脏大量丢失
B. 营养不良
C. 蛋白质分解增多
D. 肝脏合成减少
E. 蛋白质在体内分布发生异常

20. 胃液的特点是（ ）。
A. pH 0.9~1.5
B. 无色酸性液体
C. 正常人分泌量为 1.5~2.5L/24h
D. 主要成分为胃酸、胃蛋白酶、碱性黏液、内因子
E. 以上均正确

21. 患者，男性，52 岁。5 小时前曾大量饮酒，出现上腹剧烈持续疼痛 1 小时，弯腰时腹痛可减轻，体温 36.5℃，疑为急性胰腺炎。此时诊断急性胰腺炎最需检查的生化指标是（ ）。
A. 血 AMY
B. 尿 AMY
C. 血钾
D. 血 ALT
E. 肌酐清除率

22. CDC 试验做 HLA 血清学分型所用的补体为（ ）。
A. 马血清
B. 豚鼠血清
C. 兔血清
D. 人血清
E. 鸡血清

23. 以下关于脂肪酸结合蛋白（FABP）的特性描述错误的是（ ）。
A. FABP 是分子量较肌红蛋白更小的胞质蛋白
B. 骨骼肌组织内 FABP 含量较心肌内丰富

C. FABP 能和脂肪酸结合，在心肌脂代谢中起重要作用
D. 临床用 Mb/FABP 比较来诊断 AMI，增加特异性和使用价值
E. FABP 诊断早期 AMI 的敏感性和特异性和 Mb 相近，比 CK-MB 高

24. 患者，女性，30 岁。颈部逐渐变粗，甲状腺肿大，呼吸困难，吞咽困难。该患者可能是（　）。
A. 缺锰
B. 缺硒
C. 缺碘
D. 缺锌
E. 缺铁

25. 羊水中反映胎儿肝脏酶系统发育成熟的成分是（　）。
A. 葡萄糖
B. 肌酐
C. 结合胆红素
D. 未结合胆红素
E. 脂肪酶

26. HIV 中，哪个基因组表达产物与病毒体的装配、成熟和释放有关（　）。
A. tat
B. vif
C. vpu
D. nef
E. vpr

27. 患者，男性，46 岁。确诊慢性肝病 9 年，反复鼻出血及皮肤淤斑半年。查体：面色灰暗，可见蜘蛛痣，皮肤淤点，肝肋下未及，脾肋下 4.5cm，腹水征阴性。PT 为 18s（对照为 12s），提示（　）。
A. 因子Ⅱ、Ⅶ、Ⅸ、Ⅹ缺乏
B. 因子Ⅸ、Ⅴ、Ⅶ、Ⅹ缺乏
C. 因子Ⅰ、Ⅱ、Ⅴ、Ⅷ缺乏
D. 因子Ⅺ、Ⅻ、Ⅷ缺乏
E. 因子Ⅱ、Ⅴ、Ⅹ、Ⅶ缺乏

28. 能说明病毒在细胞中生长的最直接指标是（　）。
A. pH 改变
B. 蚀斑
C. 细胞病变
D. 干扰现象
E. 红细胞吸附

29. 骨髓被异常细胞或组织浸润所致贫血是（　）。
A. 多发性骨髓瘤
B. 巨幼细胞性贫血
C. 再生障碍性贫血
D. 铁粒幼细胞性贫血
E. 单纯红细胞再生障碍性贫血

30. 某霍乱患者的粪便中分离的霍乱弧菌菌落是光滑型，该患者可能处于（　）。
A. 病愈
B. 疾病急性期
C. 疾病恢复期
D. 一过性感染
E. 长期带菌状态

31. 1 名小学生突然高热、头痛、喷射状呕吐、皮肤出血点、颈部强直、脑脊液混浊、脑脊液涂片镜检可见革兰阴性双球菌，将脑脊液接种到血液（巧克力）琼脂平皿上，在 5%~10% CO_2 的气体环境培育后可见不溶血，不产色素，似露滴状的菌落。根据以上结果，可初步诊断为（　）。
A. 肠球菌性脑膜炎

B. 脑膜炎奈瑟菌性脑膜炎
C. 葡萄球菌性脑膜炎
D. 淋病奈瑟菌性脑膜炎
E. 肺炎链球菌性脑膜炎

32. 肝细胞性黄疸可出现的实验结果是（ ）。
A. 血中结合胆红素和未结合胆红素均增多
B. 粪便颜色变深
C. 尿三胆试验均阳性
D. 血清总胆红素升高，1 分钟胆红素减少
E. 血中结合胆红素显著增加，而未结合胆红素微增

33. 常用于新生儿特发性呼吸窘迫综合征诊断的是（ ）。
A. 唾液腺成熟度检查
B. 皮脂腺成熟度检查
C. 肝成熟度检查
D. 肺成熟度检查
E. 肾成熟度检查

34. 多发性骨髓瘤是血液系统的恶性肿瘤，其病变的细胞来源是（ ）。
A. 成熟 B 细胞
B. 浆细胞
C. 造血前体细胞
D. 前 T 细胞
E. 前 B 细胞

35. 以下关于 RF 的说法，错误的是（ ）。
A. 高效价 RF 阳性支持对早期 RA 的诊断
B. 是 RA 患者血清中常见的自身抗体
C. RA 患者中，RF 的效价与患者的临床表现呈正相关
D. RF 对 RA 患者具有严格特异性
E. RF 阴性并不能排除 RA 的诊断

二、多选题（以下每道考题有 5 个备选答案，每题至少有 2 个正确答案）

1. 脑脊液标本采集后应立即送检，是因为（ ）。
A. 细菌自溶或死亡影响其检出率
B. 放置过久将影响细胞计数和分类
C. 放置过久使隐血出现阳性
D. 放置过久使葡萄糖测定结果偏低
E. 细菌繁殖使结果出现假阳性

2. 可以反映红细胞代谢异常的生物化学项目主要有（ ）。
A. 转铁蛋白测定
B. 血清铁和总铁结合力测定
C. 游离血红蛋白测定
D. 结合珠蛋白测定
E. 糖化血红蛋白

3. 自身输血优点有（ ）。
A. 可避免输异体血产生的免疫反应
B. 可避免异体输血可能传播的疾病
C. 反复放血可刺激患者体内红细胞的再生，使患者造血功能增强
D. 可缓解血源紧张，特别是缓解稀有血型血源的紧张情况
E. 节约血源

4. 葡萄糖是否出现于尿液中，主要取决于（ ）。
A. 血糖浓度
B. 饮水量
C. 肾血流量
D. 肾糖阈

E. 运动程度

5. 以下疾病中，外周血中性粒细胞碱性磷酸酶活性明显增高的有（ ）。
A. 慢性粒细胞性白血病
B. 急性化脓性感染
C. 真性红细胞增多症
D. 原发性血小板增多症
E. 骨髓纤维化

6. 有关纤维蛋白的降解，正确的叙述是（ ）。
A. 在纤溶酶作用下裂解出多肽和其附属物
B. 在纤溶酶作用下纤维蛋白降解
C. 在纤溶酶作用下 X′片段裂解出 Y′和 D 片段
D. Y′片段进一步降解为 E′片段和 C 片段
E. 使交联纤维蛋白降解产生 D–二聚体

7. 以下哪种心肌损伤标志物测定结果受溶血因素影响较大（ ）。
A. AST
B. Mb
C. cTnT
D. cTnI
E. LD

8. 肾小球滤过功能的评价指标包括（ ）。
A. 尿酶
B. HCO_3^-排泄分数
C. 肾小球滤过率
D. 滤过分数
E. 尿蛋白选择指数

9. 关于 mRF 凝胶扩散试验检测非抗原特异性 CIC 的描述，下列正确的是（ ）。
A. mRF 能与变性 IgG 和免疫复合物中 IgG 结合而不结合游离 IgG
B. 本法敏感度较高，重复性好
C. mRF 来源受限
D. 本法敏感度较低
E. mRF 能与游离 IgG 结合而不能与变性 IgG 结合

10. 影响尿量的主要因素有（ ）。
A. 肾小球滤过率
B. 精神因素
C. 肾小管重吸收功能
D. 年龄
E. 肾小管浓缩稀释功能

11. 苯巴比妥类药物降低血清未结合胆红素的机制是（ ）。
A. 改变未结合胆红素的分子构型
B. 减低血浆白蛋白，使运输形式的游离胆红素减少
C. 刺激肝细胞合成更多的 Y 蛋白和 Z 蛋白
D. 诱导葡萄糖醛酸基转移酶的生成
E. 使 UDP–葡萄糖醛酸供应增加

12. 分泌受血糖浓度调节的激素有（ ）。
A. 甲状腺激素
B. 肾上腺素
C. 胰岛素
D. 胰高血糖素
E. 生长激素

13. 关于 hCG，错误的是（ ）。
A. hCG 能抑制淋巴细胞的免疫性，保护滋养层不受母体的免疫攻击
B. hCG 与黄体细胞膜上的受体结合，使黄体增大成为妊娠黄体
C. 妊娠黄体可降低甾体激素的分泌以中止妊娠

D. hCG 亚基具有促进卵泡成熟、促甲状腺及睾丸间质细胞的活性
E. hCG 与人绝经期促性腺激素合用以中止妊娠

14. 细菌的生化检测试验及方法包括（ ）。
A. 气液相色谱法
B. VP 试验
C. 硫化氢试验
D. 聚合酶链反应
E. 细菌药敏试验

15. 用于胎儿神经管缺陷诊断的指标有（ ）。
A. 羊水胆碱酯酶测定
B. 羊水 AFP 测定
C. 羊水 ALP 测定
D. 羊水糖醛酸半定量测定
E. 羊水葡萄糖测定

16. 显微镜下钩虫卵的形态特点是（ ）。
A. 卵壳较厚
B. 无色透明
C. 正圆形
D. 常含 2~4 个卵细胞
E. 卵细胞可分裂为 8 个或 16 个

17. 以下可检测到单克隆蛋白 M 蛋白增高的疾病为（ ）。
A. 重链病
B. 多发性骨髓瘤
C. 巨球蛋白血症
D. 轻链病
E. 良性单株丙球血症

18. 关于活体组织标本，正确的有（ ）。
A. 要求大小适中
B. 取病变组织与正常组织交界处
C. 取材于病变组织
D. 应减少对组织标本的损伤与挤压
E. 应取正常组织

19. 关于肿瘤转移的描述，以下正确的是（ ）。
A. 肿瘤转移与黏附分子密切相关
B. 不同肿瘤，其黏附途径不同
C. 内皮细胞-肿瘤细胞的识别在肿瘤转移至特定部位的过程中起决定性的作用
D. 恶性肿瘤细胞的转移与炎症时白细胞的浸润一样
E. 以上都不是

20. 以下常用抑制移植排斥反应的是（ ）。
A. 硫唑嘌呤
B. 糖皮质激素
C. 血管活性剂
D. FK506
E. 环孢菌素 A

三、案例分析题（每个案例至少有 3 个提问，每个提问有多个备选答案，其中正确答案有 1 个或几个）

（1~3 题共用题干）

某医院的某实验室参加卫生部临床检验中心组织的室间质量评价活动，在某次回报结果提示：总蛋白的 5 个室间质评标本有 2 个超出了可接受范围；白蛋白的 5 个室间质评标本有一个超出了可接受范围。

1. 本次室间质量评价活动，该实验室总蛋白和白蛋白的室间质评成绩分别为（ ）。
A. 总蛋白 EQA 成绩满意，白蛋白 EQA 成绩不满意
B. 总蛋白 EQA 成绩不满意，白蛋白

EQA 成绩满意
C. 总蛋白 EQA 成绩满意，白蛋白 EQA 成绩满意
D. 总蛋白 EQA 成绩不满意，白蛋白 EQA 成绩不满意
E. 总蛋白 EQA 成绩成功，白蛋白 EQA 成绩成功
F. 总蛋白 EQA 成绩不成功，白蛋白 EQA 成绩不成功

2. 有关室间质量评价计划成绩要求的叙述正确的有（　）。
A. 室间质评所有评价项目未达到至少 80% 得分称为不满意的 EQA 成绩
B. 分析项目未能达到至少 80% 可接受成绩则称为本次活动该分析项目不满意的 EQA 成绩
C. 在规定的回报时间内，实验室未能将室间质评结果回报，室间质评成绩为 0 分
D. 对于同一分析项目，连续两次活动或连续 3 次中的两次活动未达到满意的成绩则称为不成功的 EQA 成绩（细菌学专业除外）
E. 室间质评所有评价项目未达到至少 80% 得分称为不成功的 EQA 成绩
F. 所有参与评价的项目连续两次活动或连续 3 次中的两次活动未达到满意的成绩则称为不成功的 EQA 成绩

3. 以下哪些因素会导致室间质量评价结果不好（　）。
A. 试剂变质
B. 仪器加样不准确
C. 校准方式错误
D. 室间质评标本保存不恰当
E. 室间质评标本不均匀
F. 没有由专人检测室间质评标本

（4~6 题共用题干）

患者，男性，63 岁。自觉上腹剑突下不适半年，4 天前“感冒”开始后出现呕吐，呕吐物为胃内容物，伴恶心、中上腹隐痛。无腹胀，无肛门停止排气排便。实验室检查：大便 OB（-），壁细胞抗体（PCA）（-），内因子抗体（IFA）（-），肿瘤标志物（-）。

4. 根据上述患者临床表现，考虑可能的疾病有（　）。
A. 胆囊炎
B. 慢性胃炎
C. 胃癌
D. 肠梗阻
E. 肺癌
F. 肝硬化

5. 患者内镜检查提示：浅表性胃炎并萎缩。此病最可能由哪种微生物感染引起（　）。
A. 幽门螺杆菌
B. 轮状病毒
C. 金黄色葡萄球菌
D. 乳酸杆菌
E. 大肠埃希菌
F. 伤寒沙门菌

6. 若患者持续性呕吐，则最容易引起哪种酸碱平衡紊乱（　）。
A. 呼吸性碱中毒
B. 代谢性碱中毒
C. 呼吸性酸中毒
D. 代谢性酸中毒
E. 代谢性酸中毒合并呼吸性碱中毒
F. 代谢性碱中毒合并呼吸性酸中毒

（7~11 题共用题干）

患儿，女性，10 岁。因不规则发热 5 周，发现心脏杂音 1 周入院。既往体健，否认先

天性心脏病史及风湿热病史。体检：T 37.7℃，R 22次/分，扁桃体Ⅱ度肿大，未见脓点，双肺呼吸音稍粗，心率120次/分，心尖区可闻及收缩期吹风样杂音。四肢关节无红肿。

7. 该患儿诊断考虑（　）。
   A. 病毒性心肌炎
   B. 先天性心脏病
   C. 系统性红斑狼疮
   D. 类风湿关节炎
   E. 风湿热
   F. 心肌病

8. 为进一步进行诊断，需要做的实验室检查有（　）。
   A. CRP
   B. 红细胞沉降率
   C. 血常规
   D. ASO
   E. 柯萨奇病毒抗体
   F. PPD试验

9. 目前考虑诊断为（提示：检查结果：血常规WBC $12.8\times10^9/L$、CRP 96.4mg/L、ASO 800U、红细胞沉降率86mm/h。经对症处理，给予青霉素治疗后，患儿病情好转，体温降至正常，心脏杂音减弱）（　）。
   A. A群乙型溶血性链球菌感染
   B. 风湿热
   C. B群甲型溶血性链球菌感染
   D. 心肌病
   E. 心功能不全
   F. 幼年型类风湿关节炎

10. 患儿经过治疗后病情好转准备出院，出院前应进行的实验室检查有（　）。
   A. ESR
   B. ASO
   C. CRP
   D. WBC
   E. 血培养
   F. 血清免疫球蛋白

11. 关于该病的认识正确的是（　）。
   A. ASO阳性是诊断该病的重要依据
   B. 心脏病变为致病菌直接感染所致
   C. ASO与该病的活动性有关
   D. 心脏病变为自身免疫反应所致
   E. 该病有家族多发和遗传倾向
   F. 该病的发生与机体免疫缺陷密切相关

（12～15题共用题干）

患者，女性，57岁。乏力、消瘦2年。实验室检查：WBC $3.02\times10^9/L$，Hb 64g/L，PLT $45\times10^9/L$，骨髓检查原粒细胞（Ⅰ型+Ⅱ型）0.08，粒、红、巨三系细胞均有病态造血，形态学诊断MDS-RAEB。

12. 病态造血的是（　）。
   A. 幼红细胞核形不规则、核出芽、核碎裂
   B. 幼红细胞巨幼样变
   C. 幼粒细胞核质发育不平行
   D. 中性颗粒减少或缺如
   E. 幼粒细胞巨型变
   F. 小巨核细胞
   G. 巨核细胞胞质颗粒减少

13. WHO（2008）骨髓增生异常综合征的分型有（　）。
   A. RCMD
   B. RARS
   C. RCUD
   D. RAEB
   E. RAEBt
   F. CMML
   G. MDS-U

14. RARS 的形态学特征有（　）。
A. 骨髓中原始细胞 <5%
B. 外周血幼红细胞 >1%
C. 骨髓中幼红细胞 <3%
D. 外周血原始细胞 <1%
E. 环状 PAS 阳性幼红细胞 <15%
F. 环状铁粒幼红细胞 >15%
G. 原始细胞 >20%

15. 关于髓过氧化物酶（MPO）染色，下列叙述正确的是（　）（提示：患者采用化疗或诱导化疗药物治疗，疗效不满意、4 个月后再次骨髓检查，原始细胞明显增多，为鉴别急性粒细胞白血病与急性淋巴细胞白血病，进行细胞化学染色）。
A. 嗜碱性粒细胞 MPO 染色为阴性反应
B. 嗜酸性粒细胞 MPO 染色为阴性反应
C. 一般在取材涂片后 48 小时内染色
D. 在急性白血病分类及鉴别中，MPO 染色是必不可少的
E. ANLL 患者 MPO 染色阳性
F. MPO 基因定位于 17 号染色体长臂
G. ALL 患者 MPO 染色为阴性

（16~18 题共用题干）

某患者因头痛入院。医生分别抽取 3 管脑脊液分别做生化、细菌培养和常规镜检。脑脊液微黄混浊，每管量约 2.5ml。标本采集时间 8:50，检验科接收时间 10:15。

16. 3 管脑脊液不同检测的留取顺序正确的是（　）。
A. 第 1 管做细菌培养，第 2 管做生化，第 3 管做常规镜检
B. 第 1 管做常规镜检，第 2 管做生化，第 3 管做细菌培养
C. 第 1 管做细菌培养，第 2 管做常规镜检，第 3 管做生化
D. 第 1 管做常规镜检，第 2 管做细菌培养，第 3 管做生化
E. 第 1 管做生化，第 2 管做细菌培养，第 3 管做常规镜检
F. 第 1 管做生化，第 2 管做常规镜检，第 3 管做细菌培养

17. 该患者的检测结果可能与临床病情不符，以下说法错误的是（　）。
A. 因细菌破坏或溶解，脑脊液培养可能为阴性
B. 因标本量不足，脑脊液培养可能为阴性
C. 标本放置时间过久，影响结果准确性
D. 细胞被破坏，导致计数结果偏低
E. 葡萄糖被酵解，结果偏低
F. 氯离子偏高

18. 若怀疑该患者为隐球菌脑膜炎，为提高隐球菌的检测阳性率，实验室可以采取的措施有（　）。
A. 墨汁染色操作应严格遵照实验室 SOP
B. 尽量收集剩余标本，离心取沉渣做墨汁染色
C. 采用 0.1% 甲苯胺蓝染色法可以区别荚膜和白细胞
D. 检测结果应由高年资检验医师复核
E. 培养时多接种几个培养基
F. 必要时可测定隐球菌荚膜抗原

（19~23 题共用题干）

某贫血患者 MCV 75fl，MCH 25pg，MCHC 310g/L，RDW 17.5。

19. 该患者属于（　）。
A. 大红细胞贫血
B. 单纯小红细胞性贫血
C. 正常红细胞性贫血

D. 大红细胞高色素贫血
E. 小细胞低色素性贫血

20. 有关 RDW 的叙述，不正确的是（　）。
A. MCH/RDW 联合应用于贫血的形态学分类，较传统的三参数分类法更全面
B. 可用于缺铁性贫血与轻型地中海性贫血的鉴别诊断
C. RDW 可用于缺铁性贫血的筛选
D. RDW 正常缺铁性贫血的可能性很少
E. 再生障碍性贫血 RDW 正常，巨幼细胞性贫血 RDW 增高
F. 正细胞性贫血 RDW 可降低
G. 小细胞多色素性贫血 RDW 可正常
H. β 珠蛋白生成障碍性贫血 RDW 基本正常
I. RDW 由血液分析仪直接测得

21. 以下哪些疾病可见豪焦小体（　）。
A. 脾切除
B. 溶血性贫血
C. 红白血病
D. 巨幼红细胞性贫血
E. 再生障碍性贫血

22. 有关红细胞内酶缺陷的检验包括（　）。
A. 血红蛋白 H 包涵体生成试验
B. 变性珠蛋白小体生成试验
C. 自身溶血试验及纠正试验
D. 氰化物–抗坏血酸盐试验
E. 高铁珠蛋白小体生成试验

23. 属于红细胞形态异常的包括（　）。
A. 镰刀形红细胞
B. 靶形红细胞
C. 点彩红细胞
D. 棘形红细胞
E. 巨红细胞

（24～28 题共用题干）

患儿，男性，4 岁。7 小时前额部不慎碰伤，出现血肿，约半个乒乓球大小。患儿既往无出血病史，其舅舅经常出现血肿情况。查体：发育正常，轻度贫血貌，皮肤无出血点，心肺（–），腹软，肝脾未及，余无异常发现。

24. 该患儿的诊断考虑的疾病是（　）。
A. 维生素 K 缺乏症
B. 血友病乙
C. 血友病甲
D. 血管性血友病
E. 遗传性纤维蛋白原缺乏症
F. 因子Ⅺ缺乏症

25. 血友病筛选试验包括（　）。
A. TT
B. APTT
C. PT
D. BT
E. FDP
F. D–二聚体

26. 血友病筛选试验的结果应是（　）。
A. BT 和 APTT 延长
B. PT 延长和 APTT 正常
C. PT、BT、TT 正常和 APTT 延长
D. PT 和 APTT 延长
E. BT 延长和 APTT 正常
F. BT 和 PT 延长

27. APTT 延长，PT 正常可得出的结论是（　）。
A. 凝血因子Ⅸ、Ⅺ、Ⅴ、Ⅱ、Ⅰ缺陷
B. 凝血因子Ⅷ、Ⅸ、Ⅺ、Ⅻ缺陷
C. 凝血因子Ⅶ、Ⅴ、Ⅱ、Ⅰ缺陷

D. 凝血因子 PK、Ⅴ、HMWK 缺陷
E. 凝血因子Ⅷ、Ⅺ、TF 缺陷
F. 凝血因子 PK、Ⅶ缺陷

28. 初步诊断依据为（　）。
A. 外伤后额部血肿
B. 患儿为男性
C. 内源性凝血指标 APTT 延长
D. 外源性凝血系统指标 PT 正常
E. 血小板计数和功能正常
F. 患儿母亲家族中有类似疾病史

（29~31 题共用题干）

患儿，女性，3 岁。咽痛、咳嗽 3 天入院。咳黄脓痰，量少。查体：咽部充血，扁桃体Ⅰ度肿大，心、肺（-），腹软，肝、脾肋下未及。皮肤、巩膜无异常。T 39.4℃，P 80 次/分，BP 120/80mmHg。实验室检查：WBC 20×10^9/L，中性粒细胞 0.91，Hb 145g/L，PLT 256×10^9/L，CRP 80mg/L。

29. 患者可初步诊断为（　）。
A. 急性淋巴细胞白血病
B. 急性粒细胞白血病
C. 支原体感染
D. 衣原体感染
E. 化脓性细菌感染
F. 呼吸道合胞病毒感染

30. 若采集咽拭子标本做培养，下列哪项是正确的（　）。
A. 不可用一般医用棉签采集标本
B. 应采集两份咽拭子标本，同时做需氧和厌氧培养
C. 为防拭子干燥，可在拭子管中加 2ml 0.9% 氯化钠溶液
D. 若不能及时送检，可于 4℃冰箱保存
E. 为防病情扩散，先及时给予抗菌药物，再采集标本
F. 可使用藻酸盐拭子采集标本

31. 以下说法哪项是正确的［提示：患者 5 天后突发尿少，尿 RBC（+++），尿蛋白（+）］（　）。
A. 并发急性膀胱炎
B. 肾损害属于迟发型变态反应
C. 继发急性肾小球肾炎
D. 可确诊支原体引发泌尿系感染
E. 并发医院内感染
F. 属于肾小球性蛋白尿

（32~34 题共用题干）

患者，男性，20 岁。因畏寒、发热 6 天入院。近 6 天来畏寒、寒战、发热，热型不规则，发热数小时后可自行退热，并伴有头痛，流鼻涕。诊断为上呼吸道感染。给予解热镇痛药和抗生素治疗，症状未见缓解。查体：体温 38.9℃，咽喉充血，颈软，心、肺无异常，肝、脾肋下都能扪及，Murphy 征（-）。

32. 根据患者症状，可能的疾病是（　）。
A. 疟疾
B. 血吸虫病
C. 上呼吸道感染
D. 丝虫病
E. 急性扁桃体炎
F. 急性胆囊炎
G. 败血症
H. 流行性脑脊髓膜炎

33. 下一步应做的检查有（　）。
A. 寒战发作后数小时采血找寄生虫
B. 血培养
C. 患者夜间熟睡时采血找寄生虫
D. 胸部 X 线
E. 腹部 B 型超声
F. 粪找寄生虫卵
G. 肛门拭子法找寄生虫卵

34. 该疾病可能的传播途径有（　）。
A. 经钉螺传播

B. 经接触疫水传播
C. 经土壤传播
D. 经动物媒介机械性传播
E. 经生物学传播
F. 经食物传播
G. 经输血传播

（35~42 题共用题干）

患者，女性，37 岁。胃痛严重，食欲不振。通过胃镜检查发现胃部溃疡，怀疑为幽门螺杆菌感染引起的溃疡。

35. 快速诊断应做（ ）。
A. 脲酶试验
B. DNA 酶试验
C. 触酶试验
D. 氧化酶试验
E. 凝固酶试验

36. 要确诊病原菌，微生物检查所用标本应该是（ ）。
A. 胃液
B. 胃黏膜
C. 患者食入的食物
D. 肠液
E. 粪便

37. 镜检时，幽门螺杆菌的菌体形态应该是（ ）。
A. 革兰阴性短杆菌
B. 革兰阴性球杆菌
C. 革兰阳性短杆菌
D. 革兰阳性弯曲杆菌，呈弧形、S 形或螺旋状
E. 革兰阴性弯曲杆菌，呈弧形、S 形或螺旋状

38. 分离培养时，幽门螺杆菌的培养环境要求是（ ）。
A. 无氧，高湿度
B. 无氧，低湿度
C. 微需氧，低湿度
D. 微需氧，高湿度
E. 专性需氧，高或低湿度

39. 初次分离幽门螺杆菌，需培养的时间是（ ）。
A. 1~2 天
B. 2~3 天
C. 3~4 天
D. 4~5 天
E. 5~6 天

40. 幽门螺杆菌的生长温度是（ ）。
A. 17℃
B. 24℃
C. 37℃
D. 42℃
E. 44℃

41. 幽门螺杆菌是（ ）。
A. 非自身免疫性慢性结肠炎的病原菌
B. 非自身免疫性慢性胃炎的病原菌
C. 非自身免疫性慢性食管炎的病原菌
D. 非自身免疫性慢性直肠癌的病原菌
E. 非自身免疫性慢性结肠癌的病原菌

42. 幽门螺杆菌的抵抗力是（ ）。
A. 对热和干燥都不敏感
B. 对热敏感，对干燥不敏感
C. 对干燥敏感，对热不敏感
D. 对热、干燥敏感，空气中放置 3 小时即死亡
E. 空气中放置 24 小时仍可存活

（43~45 题共用题干）

患者，男性，41 岁。疲乏无力，体温正常，头晕，贫血外貌，双下肢有散在紫癜，2 周前曾因感冒服用过扑热息痛类药物，服

用药物期间曾发现尿色呈酱油色。血常规：Hb 65g/L，WBC $18 \times 10^9/L$，PLT $60 \times 10^9/L$。

43. 该患者最有可能的诊断是（　）。
    A. 白血病
    B. 慢性溶血性贫血
    C. 药物性溶血性贫血
    D. 恶性组织细胞病
    E. 再生障碍性贫血

44. 哪型超敏反应是其发病机制（　）。
    A. Ⅳ型超敏反应
    B. Ⅲ型超敏反应
    C. Ⅱ型超敏反应
    D. Ⅰ型超敏反应
    E. 不是超敏反应

45. 对其诊断最有价值的检测项目是（　）。
    A. 抗核抗体检测
    B. 血清免疫复合物测定
    C. Coombs 试验
    D. 过敏原皮肤试验
    E. 骨髓穿刺

参考答案

一、单选题

1. D	2. B	3. E	4. D	5. D	6. E	7. E	8. B	9. C	10. E
11. C	12. B	13. D	14. C	15. B	16. D	17. A	18. C	19. D	20. E
21. A	22. C	23. B	24. C	25. C	26. C	27. E	28. C	29. A	30. B
31. B	32. A	33. D	34. C	35. D					

二、多选题

1. ABD	2. ABCD	3. ABCDE	4. ACD	5. BCDE
6. ABCE	7. ABE	8. CDE	9. ACD	10. ACE
11. BC	12. CD	13. CE	14. ABC	15. AB
16. BDE	17. ABCDE	18. ABCD	19. ABCD	20. ABDE

三、案例分析题

1. B	2. ABCDF	3. ABCDE	4. AB	5. A
6. B	7. AE	8. ABCDEF	9. AB	10. ACD
11. ADE	12. ABCDEFG	13. ABCDG	14. ADF	15. ACDFG
16. A	17. BF	18. ABCDF	19. E	20. AFI
21. ABCD	22. BCDE	23. ABCD	24. BCDF	25. ABCD
26. C	27. B	28. ABCDEF	29. E	30. AF
31. BCF	32. ACEG	33. ABDE	34. EG	35. A
36. B	37. E	38. D	39. C	40. C
41. B	42. D	43. C	44. C	45. C

高级卫生专业技术资格考试用书
临床医学检验学模拟试卷（二）

中国协和医科大学出版社
北　京

模拟试卷（二）

一、单选题（以下每道考题有5个备选答案，请选择1个最佳答案）

1. 临床化学质控品要求：冻干品复溶后的稳定性，2~8℃时一般不应小于（　）。
   A. 24小时
   B. 12小时
   C. 18小时
   D. 36小时
   E. 48小时

2. 红细胞大小明显不均常见于（　）。
   A. 失血性贫血
   B. 再生障碍性贫血
   C. 缺铁性贫血
   D. 巨幼细胞性贫血
   E. 珠蛋白生成障碍性贫血

3. 以下哪项不是骨髓纤维化和慢性粒细胞白血病的鉴别要点（　）。
   A. Ph染色体检查
   B. NAP染色的积分
   C. 脾大程度
   D. 骨髓活检
   E. 泪滴形红细胞比例

4. 患者，女性，33岁。月经量增多，皮肤淤点、淤斑半年。实验室检查：Hb 90g/L，WBC 8.9×10^9/L，PLT 42×10^9/L，血小板相关抗体阳性；骨髓检查显示巨核细胞增生明显活跃，以幼稚细胞为主，由此推断（　）。
   A. BT延长，CT正常，TT正常，血块退缩不佳
   B. BT正常，CT正常，TT延长，血块退缩不佳
   C. BT延长，CT延长，TT延长，血块退缩不佳
   D. BT延长，CT正常，TT正常，血块退缩正常
   E. BT正常，CT延长，TT正常，血块退缩正常

5. 有关尿胆红素，错误的是（　）。
   A. 约75%的胆红素来自衰老红细胞
   B. 已检测出血浆3种胆红素
   C. 葡萄糖醛酸形式即为结合胆红素
   D. 未结合胆红素不溶于水
   E. 结合胆红素相对分子质量小，可由尿中排出。

6. 患者，女性，43岁。因畏寒、发热、尿频、尿急和尿痛就诊。尿分析仪检查结果：ERY（±）、PRO（++）、NIT（+）、WBC（+++）；显微镜检查：RBC 2~4个/HP，WBC（+++）。该患者最可能的诊断是（　）。
   A. 泌尿系结石
   B. SLE肾病
   C. 急性膀胱炎
   D. 急性肾盂肾炎
   E. 急性肾小球肾炎

7. 患者，女性，28岁。做阴道细胞学检查评价卵巢功能。涂片中如表层角化细胞占60%~70%，几乎无白细胞背景。提示为（　）。
   A. 雌激素高度低落
   B. 雌激素中度低落

C. 雌激素中度影响
D. 雌激素轻度影响
E. 雌激素高度影响

8. 生理情况下，外周血中平均直径最大的白细胞通常为（　）。
A. 嗜碱性粒细胞
B. 嗜酸性粒细胞
C. 中性杆状核粒细胞
D. 中性分叶核粒细胞
E. 单核细胞

9. 以下哪种说法符合多发性骨髓瘤（　）。
A. 40 岁以下患者易见
B. 外周血中淋巴细胞明显增多
C. 常伴有肾功能异常
D. 外周血中骨髓细胞 $2.5\times10^9/L$
E. 一般无骨骼疼痛症状

10. 患者，男性，65 岁。因低热、乏力 3 个月余就诊。两侧颈部可触及多个蚕豆大小淋巴结，脾肋下 2cm。RBC $4.25\times10^{12}/L$，Hb 134g/L，WBC $19.1\times10^9/L$。白细胞分类：中性分叶核细胞 15%、中性杆状核细胞 2%、淋巴细胞 83%，PLT $152\times10^9/L$。骨髓象：增生明显活跃，以淋巴细胞系增生为主，幼淋细胞 3%，淋巴细胞 78%。该患者最可能的诊断为（　）。
A. 慢性粒细胞白血病
B. 急性粒细胞白血病
C. 急性淋巴细胞白血病
D. 幼淋巴细胞白血病
E. 慢性淋巴细胞白血病

11. 出现肌红蛋白尿最可能的是（　）。
A. 疟疾感染
B. 马拉松长跑
C. 黄疸
D. 术后感染
E. 肾移植

12. 患者，女性，即将分娩。患肺炎。查体：高热，血压 83/42mmHg，全身皮肤、黏膜严重出血，四肢及躯干皮肤呈现大片状淤斑。检验：血红蛋白 80g/L，白细胞 $4.0\times10^9/L$，血小板进行性下降，最低 $30\times10^9/L$；粪隐血（+++）；PT 26s（参考值 10～13s），APTT 86s（参考值 23.3～36.8s），3P 试验（-），纤维蛋白原 1.7g/L，ELT 50 分钟；外周血涂片破碎红细胞（占 3%）。最可能的出血原因为（　）。
A. ITP（急性型）
B. DIC
C. 脾功能亢进
D. 肝功能损害凝血障碍
E. 再生障碍性贫血（急性型）

13. 急性心肌梗死时，最先恢复正常的酶是（　）。
A. CK
B. cTn
C. LD
D. AST
E. α-HBD

14. 患者，女性，49 岁。有 12 年糖尿病病史，因昏迷入院，呼吸有烂苹果味。查体：血压为 90/40mmHg，脉搏 110 次/分，呼吸 28 次/分，尿糖和尿酮体（+++）。最有可能的初步诊断为糖尿病酮症酸中毒昏迷，为了确诊不应做哪项检查（　）。
A. 血清丙酮酸
B. 血糖
C. 血气分析

D. 血-羟丁酸
E. 血浆电解质

15. 目前我国“血脂异常防治建议”中规定的总胆固醇合适水平为（ ）。
A. <5.72mmol/L（220mg/dl）
B. <4.68mmol/L（180mg/dl）
C. <3.64mmol/L（140mg/dl）
D. <3.12mmol/L（120mg/dl）
E. ≤5.17mmol/L（200mg/dl）

16. 抗原抗体反应中，抗体的合适浓度是（ ）。
A. 固定的
B. 随便设定的
C. 与抗原相对而言
D. 未规定
E. 人为规定的

17. 患者，男性，18岁。近半年来腹部不适，多次剧烈腹痛。空腹12小时抽血分离血浆，呈奶样乳白色，但经15000r/min离心30分钟后，发现血浆下层较透明，而表面为奶油层。该患者可能为以下哪种高脂血症（ ）。
A. Ⅰ型
B. Ⅱ型
C. Ⅲ型
D. Ⅳ型
E. Ⅴ型

18. 患者，男性，15岁。从未进行过预防脊髓灰质炎的免疫接种，在夏季后期患此病住进医院。在病情严重时使用了人工呼吸器，恢复时撤掉人工呼吸器，未出现不良影响，几天后，血气，电解质结果如下：Na^+ 136mmol/L，K^+ 4.5mmol/L，Cl^- 92mmol/L，pH 7.32，CO_2 总量 36mmol/L，PCO_2 70mmHg。患者的酸碱平衡紊乱类型是（ ）。
A. 呼吸性碱中毒
B. 代谢性碱中毒
C. 代偿性呼吸性酸中毒
D. 代谢性酸中毒
E. 混合性碱中毒

19. 患者，女性，51岁。10年前患乳腺癌做过乳房切除术和放射治疗，现因背部疼痛就诊。实验室检查血钙浓度显著升高，有重度高钙血症。引起该患者高钙血症的病因最有可能为（ ）。
A. 维生素A摄入过量
B. 维生素D摄入过量
C. 甲状腺功能亢进
D. 恶性肿瘤
E. 原发性甲状旁腺功能亢进症

20. 不符合阻塞性黄疸检测结果的是（ ）。
A. 尿胆红素阳性
B. 血胆红素增高
C. 尿中尿胆原阳性
D. 粪便中粪胆原下降
E. 血中结合胆红素增高

21. 患者，女性，30岁。持续性上腹痛2小时以脐周为主，无畏寒发热，无恶心呕吐，无阴道流血，大小便无异常。既往有胰腺炎病史。查体：T 36.5℃，P 88次/分，R 18次/分。BP 100/53mmHg，急性痛苦面容，神志清楚，检查合作，皮肤、巩膜无黄染，剑突下有压痛、反跳痛，Murphy征阴性，肠鸣音弱，未闻气过水声，四肢无异常。入院诊断为慢性胰腺炎急性发作。入院后的最佳检查项目为（ ）。
A. 血糖检查
B. 血、尿淀粉酶检查
C. 心功能检查

D. 肾功能检查
E. 肝功能检查

22. 患者，男性，40 岁。常间歇性腰部酸胀、钝痛。因突然发作而就诊，肉眼血尿，呈洗肉水色；尿分析仪检查结果：ERY（++++）、PRO（++）、WBC（-）；显微镜镜下见大量红细胞。该患者最可能患（　）。
A. 肾结核
B. 急性肾小球肾炎
C. 急性膀胱炎
D. 急性肾盂肾炎
E. 肾结石

23. 缺铜可导致皮下出血、内出血和心血管功能紊乱，这主要是由于（　）。
A. 色素氧化酶功能不全，机体缺乏能源
B. 铁氧化酶功能不全，机体贫血，血管壁营养不良
C. 赖氨酰氧化酶功能不全，胶原和弹性蛋白的交联不完全
D. 葡萄糖氧化酶功能不全，内源性维生素 C 合成过少
E. 超氧化物歧化酶功能不全，过氧及超氧化物损伤血管壁

24. 患者，男性，62 岁。急性胸痛发作 2 小时来院就诊。面色苍白，出汗，血压 110/90mmHg，脉搏 78 次/分，心音正常。心电图示 ST 段抬高。如怀疑心肌梗死，首次进行生化检查时，应优先选择以下哪项（　）。
A. LD_1
B. cTnI
C. Mb
D. CK
E. AST

25. 可作为排卵标志的激素是（　）。
A. 缩宫素
B. 催乳素
C. 卵泡刺激素
D. 黄体生成素
E. 催乳素释放因子

26. 患者，男性，62 岁。乏力、疲倦 1 年，纳差、低热 1 个月。查体：轻度贫血貌，颈部可扪及多个蚕豆大小淋巴结，质坚无压痛，肝未扪及，脾肋下 2cm。实验室检查：血常规示 Hb 81g/L，WBC 20×10^9/L，N 22%，L 75%，M 3%，网织红细胞 12%；Coombs 试验（+）。该患者最可能的诊断为（　）。
A. 慢性淋巴细胞白血病伴自身免疫性溶血
B. 传染性单核细胞增多症
C. 急性淋巴细胞性白血病
D. 恶性淋巴瘤伴自身免疫性溶血
E. 溶血性贫血伴淋巴细胞性类白血病反应

27. 孕妇黄体分泌孕酮的功能明显降低的时期（　）。
A. 产后
B. 妊娠 2 个月后
C. 妊娠 3 个月后
D. 妊娠 7 个月后
E. 妊娠 1 个月后

28. 子宫颈癌的好发部位是（　）。
A. 子宫颈内口
B. 子宫颈阴道部
C. 子宫颈管内
D. 子宫颈管柱状上皮
E. 子宫颈外口鳞状上皮与柱状上皮交界处

29. 患者，女性，14 岁。诊断为败血症，血培养鉴定为 B 群链球菌，该患者青霉素过敏，药敏试验必要的是（　）。
A. 该菌对丁胺卡那的敏感试验
B. 该菌对头孢噻肟的敏感试验
C. 该菌对头孢他啶的敏感试验
D. 该菌对万古霉素的敏感试验
E. 该菌对红霉素的敏感试验

30. 参与体液免疫的细胞是（　）。
A. 中性粒细胞
B. 单核细胞
C. NK 细胞
D. T 淋巴细胞
E. B 淋巴细胞

31. 患者，男性，35 岁。患肝病。临床表现为消化道出血，皮肤淤斑，鼻出血，应选择哪组筛选试验为佳（　）。
A. PLT、PT、APTT、TT
B. PLT、PT、Fg 含量测定
C. BT、束臂试验、血块退缩试验
D. CT、复钙时间测定
E. BT、CT

32. 乙型溶血性链球菌是临床化脓性感染常见致病菌，另外还可引起其他疾病。引起的变态反应性疾病是（　）。
A. 猩红热
B. 咽峡炎
C. 扁桃体炎
D. 风湿热
E. 类风湿关节炎

33. 患者，男性，49 岁。半年前因患前列腺癌，故手术切除肿大的前列腺，近期复查发现 t-PSA = 65μg，应首先考虑（　）。
A. 前列腺炎
B. 无癌浸润病变
C. 肿瘤转移或复发
D. A + B
E. A + C

34. 肾移植手术后排异反应前期，外周血中绝对值增高的白细胞是（　）。
A. 嗜酸性粒细胞
B. 中性分叶核粒细胞
C. 嗜碱性粒细胞
D. 淋巴细胞
E. 单核细胞

35. 分化差的腺癌细胞可呈（　）。
A. 纤维形癌细胞
B. 桑葚样结构
C. 腺腔样排列
D. 蝌蚪形癌细胞
E. 癌珠

二、多选题（以下每道考题有 5 个备选答案，每题至少有 2 个正确答案）

1. 在危重患者抢救时，急诊检验结果可用电话报告，但必须做到（　）。
A. 记录报告时间
B. 事后尽快补发正式报告
C. 要求“接收者”复述结果
D. 直接电话报告给抢救医师
E. 记录检验结果“接收者”姓名

2. 外周血中单核细胞总数增多见于（　）。
A. 疟疾
B. 亚急性感染性心内膜炎
C. 黑热病

D. 传染性单核细胞增多症
E. 急性感染恢复期

3. 以下关于白血病治疗达到完全缓解的判断标准中正确的是（　）。
A. 骨髓中原粒细胞Ⅰ型 + Ⅱ型≤5%，红细胞及巨核细胞系正常
B. 临床上无白血病浸润所致的症状和体征
C. 血象示男性 Hb > 110g/L，女性及儿童 Hb≥100g/L
D. 骨髓中原单 + 幼单或原淋 + 幼淋≤5%，红细胞及巨核细胞系正常
E. 血象中中性粒细胞绝对值≥1.5×10^9/L，血小板≥100×10^9/L，外周血分型中无白血病细胞

4. 维生素 D 缺乏可引起（　）。
A. 坏血病
B. 佝偻病
C. 骨软化病
D. 脚气病
E. 骨质疏松症

5. 检查胎儿肺成熟度的项目有（　）。
A. 羊水吸光度测定
B. 羊水肌酐测定
C. 羊水泡沫试验
D. 羊水葡萄糖测定
E. 羊水卵磷脂/鞘磷脂测定

6. Ⅰ型酪氨酸血症由下述哪些酶缺陷所致（　）。
A. 酪氨酸酶
B. 尿黑酸氧化酶
C. 对-羟苯丙酮酸氧化酶
D. 酪氨酸转氨酶
E. 延胡索酰乙酰乙酸酶

7. 肝脏功能实验室检查项目组合应遵循的原则是（　）。
A. 实验方法简便
B. 患者痛苦小，经济负担轻
C. 方法易于标准化
D. 项目越多越好
E. 实验结果能说明肝脏的主要功能和损伤情况

8. 肾性血尿中红细胞形态变化的机制包括（　）。
A. 不同的酸碱度的影响
B. 不断变化的渗透压的影响
C. 病理性肾小球基底膜的挤压
D. 介质张力的影响
E. 肾结石的作用

9. 以下有关 CK 作为急性心肌梗死标志物特性的说法不正确的是（　）。
A. 其浓度和急性心肌梗死面积有一定的相关，可大致判断梗死范围
B. 可用于手术中心肌梗死的诊断
C. 是当今应用最广的心肌损伤标志物，能准确快速、经济、有效地诊断急性心肌梗死
D. 能测定心肌再梗死及用于判断再灌注
E. 特异性强，对心肌微小损伤不敏感

10. 与碘缺乏有关的是（　）。
A. 地方性甲状腺肿
B. 食海产品过少
C. 地方性克汀病
D. 高碘性甲状腺肿
E. 碘性甲状腺功能亢进

11. 妊娠期糖尿病的表现有（　）。
A. 空腹血糖偏低
B. 肾性糖尿

C. 糖耐量受损
D. 餐后高血糖
E. 葡萄糖摄取和利用增加

12. 临床上可用于乳腺癌诊治的糖蛋白抗原类肿瘤标志物有（　）。
A. CA15–3
B. CA19–9
C. CA549
D. CA72–4
E. CA27–29

13. 导致血清总蛋白浓度降低的原因是（　）。
A. 营养不良
B. 血浆中水分增加，血液被稀释
C. 消耗增加
D. 合成障碍，主要是肝功能障碍
E. 体内蛋白质分解增多

14. 尿中胆红素阳性，应考虑（　）。
A. 新生儿溶血
B. 阻塞性黄疸
C. 肝细胞性黄疸
D. 溶血性黄疸
E. 胰头癌

15. 关于 LD 和 LD 同工酶的应用原则正确的是（　）。
A. 如果连续测定 LD，对于就诊较迟 CK 已恢复正常的 AMI 患者有一定参考价值
B. 是临床评估溶栓治疗法的常用项目
C. 在胸痛发作 24 小时后测定 LD 同工酶，作为 CK–MB 补充
D. 限制 LD 应用，不作为常规检查项目，主要用于排除急性心肌梗死诊断
E. LD 出现较迟，如果 CK–MB 或 cTn 已有阳性结果、AMI 诊断明确，就没有必要再检测 LD 和 LD 同工酶

16. 蛔虫卵的形态特征有（　）。
A. 蛔虫卵的壳较薄，与钩虫卵相似
B. 受精卵圆形或卵圆形，含有 1 个未分裂的卵细胞
C. 未受精卵多为长椭圆形，外形不整齐
D. 蛔虫卵上的蛋白膜可脱落
E. 凹凸不平的蛋白膜常被胆汁染呈棕黄色

17. 载脂蛋白的生理功能主要是（　）。
A. 脂蛋白颗粒的内部组分
B. 维持脂蛋白的结构
C. 调节脂蛋白代谢
D. 转运脂质
E. 参与脂蛋白与受体结合

18. 符合 1 型糖尿病患者的叙述有（　）。
A. 血糖水平正常
B. 空腹高血糖
C. 空腹低血糖
D. 血胰岛素水平正常
E. 血胰岛素水平低

19. 通过免疫反应引起发热反应的是（　）。
A. 抗 HLA
B. 血型不合
C. 血小板抗体
D. 致热原
E. 白细胞凝集素

20. 参与移植排斥反应的细胞有（　）。
A. 巨噬细胞
B. T 淋巴细胞
C. 过客白细胞
D. NK 细胞
E. 树突状细胞

三、案例分析题（每个案例至少有3个提问，每个提问有多个备选答案，其中正确答案有1个或几个）

（1~8题共用题干）

患者，男性，64岁。患支气管十余年，近日因咳嗽半个月就诊。

1. 对痰的细菌学检测结果进行解释时，以下哪些观点正确（　）。
   A. 肺炎链球菌和流感嗜血杆菌是主要的病原菌
   B. 检出的细菌即可认为是病原菌
   C. 优势生长的阴性杆菌可能为病原菌
   D. 优势生长的白色念珠菌可能是痰标本的病原菌
   E. 应根据正常菌群的构成和比例综合分析

2. 有关革兰染色方法，以下说法正确的是（　）。
   A. 首先用结晶紫初染
   B. 卢戈碘液媒染为第二步
   C. 75%酒精脱色为第三步
   D. 最后为稀释石炭酸复红复染
   E. 以上均正确

3. 有关细菌L型以下说法正确的是（　）。
   A. L型的检查可采用特殊培养基进行
   B. L型的检查意义不大
   C. 细菌L型是细胞壁缺陷型细菌
   D. L型细菌的菌落与母菌相同
   E. L型细菌典型的菌落为油煎蛋样

4. 有关细菌L型，以下说法哪些正确（　）。
   A. 细菌L型大小不一，形态各异，染色不易着色
   B. 革兰阴性菌形成对低渗环境具有一定抵抗力的圆球体，称原生质球
   C. 革兰阳性菌细胞壁缺失，呈球形，称原生质体
   D. 最早由法国Lister研究院发现
   E. 只有部分细菌发现有细菌L型的变异型存在

5. 微生物学中常用免疫检测技术包括有哪些（　）。
   A. 沉淀反应
   B. 凝集反应
   C. 补体结合试验
   D. 免疫荧光技术
   E. 酶免疫测定

6. 以下因素构成机体对细菌的基本抵抗力的有（　）。
   A. 完整的皮肤黏膜
   B. 胎盘屏障
   C. 血脑屏障
   D. 体液中的溶菌酶及酸性成分
   E. 吞噬细胞及细胞因子

7. 原核生物界包括（　）。
   A. 衣原体
   B. 细菌
   C. 放线菌
   D. 螺旋体
   E. 真菌

8. 检测细菌耐药性的方法包括（　）。
   A. 用苯唑西林纸片筛选耐甲氧西林的葡萄球菌
   B. 产色头孢菌素法测定细菌β-内酰胺酶
   C. 用万古霉素纸片筛选耐万古霉素的肠球菌
   D. 用青霉素纸片筛选耐青霉素的肺炎链球菌
   E. 用双纸片法筛选产ESBL的细菌

(9~12 题共用题干)

患儿，女性，2 周岁。因发热、食欲差、易怒 24 小时送至急诊室。到达急诊室前出现癫痫。该患儿经正常分娩，早产（32 周）、极低体重（1490g）。查体：T 38.3℃，P 142 次/分，R 32 次/分，BP 90/42mmHg。易怒、颈项强直。实验室检查：HCT 36%；血常规：WBC 21×10^9/L，PMN 0.71，杆状核 0.19，淋巴细胞 0.10。血气分析：pH 7.24；PCO_2 36mmHg，PO_2 89mmHg。血生化正常。颅脑 CT 正常。

9. 引起婴幼儿脑膜炎最常见的病原体包括（　）。
   A. B 群链球菌
   B. 大肠埃希菌
   C. 肺炎链球菌
   D. 铜绿假单胞菌
   E. 脑膜炎奈瑟菌
   F. 流感嗜血杆菌
   G. HSV
   H. VZV

10. 为明确诊断，需进行的检查是（　）。
   A. 血培养
   B. 脑脊液常规
   C. 脑脊液革兰染色涂片
   D. 脑脊液培养
   E. 脑脊液 PCR 扩增
   F. 血液 PCR 扩增
   G. 细菌荚膜抗原检测

11. 如果该患儿培养结果为 B 群链球菌，与该病原体引起的严重新生儿疾病相关的危险因素包括（　）。
   A. <37 周羊膜破裂
   B. >37 周分娩
   C. <37 周分娩
   D. >37 周羊膜破裂
   E. 分娩前 18 小时以上羊膜破裂
   F. 曾分娩过 GBS 疾病儿

12. 对于分娩期妇女 B 群链球菌感染（包括对青霉素过敏者）的预防用药包括（　）。
   A. 氨苄西林
   B. 青霉素
   C. 头孢唑啉
   D. 红霉素
   E. 克林霉素
   F. 头孢呋辛
   G. 头孢曲松
   H. 四环素

(13~15 题共用题干)

患者，男性，26 岁。6 天前开始有全身倦怠感，排褐色尿，来院就诊。3 个月前在献血检查时 HBV 阴性。2 个月前与患慢性肝炎的女友结婚，无烟酒嗜好，实验室检查：抗-HAV（-）、抗-HCV IgM（-）。

13. 进行以下 HBV 实验室检查时，可能出现的检查报告是（　）。
   A. IgM 型抗 HBc（+）
   B. HBsAg（+）
   C. HBeAg（+）
   D. IgG 型抗 HBc（-）
   E. HBV DNA（+）
   F. 抗 HBs（-）

14. 最符合此结果的解释为［提示：治疗 1 个月后，症状未见好转，再次做 HBV 抗原抗体系列检查，结果为 HBsAg（+），HBeAg（+）］（　）。
   A. 已转为慢性肝炎
   B. 体内有大量病毒复制，传染性强
   C. 仍处于急性期
   D. 进入恢复期

E. 病情好转
F. 具有一定的免疫力

15. 最符合此结果的解释为［提示：用 IFN 等治疗后，症状消失。HBV 抗原抗体系列检查结果抗 HBs（+）、IgG 型抗 HBc（+）、HBsAg（-）、HBeAg（-）］（　）。
A. 体内 HBV 停止复制
B. 体内已有免疫力
C. 体内 HBV 仍在复制
D. 痊愈，HBV 停止复制
E. 痊愈，已有免疫力
F. 仍处于急性期

（16~18 题共用题干）

患者，男性，25 岁。高热 4 天，咳嗽，咳铁锈色痰，白细胞增多，X 线胸片呈右上叶片状阴影，诊断为大叶性肺炎。痰培养可见血平板上形成灰白色、半透明、表面光滑、α 溶血的小菌落。

16. 该致病菌可能是（　）。
A. 肺炎链球菌
B. 肺炎克雷伯杆菌
C. 金黄色葡萄球菌
D. 军团菌
E. 支原体
F. 结核杆菌

17. 该致病菌的主要致病物质是（　）。
A. 内毒素
B. 外毒素
C. 荚膜
D. 自溶酶
E. 菌毛
F. 芽胞

18. 治疗该病原菌肺炎，首选的药物是（　）。
A. 青霉素类
B. 庆大霉素
C. 头孢菌素类
D. 红霉素
E. 万古霉素
F. 甲硝唑

（19~23 题共用题干）

患儿，女性，7 岁。3 周前曾因发热、咽喉疼痛、咳嗽，服用感冒灵后症状消退。1 天前突发颜面水肿。查体：BP 150/90mmHg。尿常规：RBC（+++），WBC 12 个/HP，尿蛋白（++）。

19. 该患儿可能的诊断是（　）。
A. 急进性肾炎
B. 肾病综合征
C. 急性肾小球肾炎
D. 慢性肾炎
E. 肾盂肾炎
F. 肾结核

20. 为进一步进行诊断，需要做的实验室检查是（　）。
A. ASO
B. 红细沉降率
C. 血常规
D. 肾功能检查
E. 血培养
F. 补体 C3 测定

21. 导致急性肾小球肾炎的相关病原菌是（　）。
A. B 群链球菌
B. A 群链球菌
C. 金黄色葡萄球菌
D. 肺炎链球菌
E. 肠球菌
F. 大肠杆菌

22. 与急性链球菌感染后肾小球肾炎发病有

关的成分为（ ）。
A. 链球菌荚膜
B. 链球菌肽聚糖
C. 链球菌脂磷壁酸
D. 链球菌胞壁 F 蛋白
E. 链球菌胞壁 M 蛋白
F. 链球菌溶血素“O”

23. 该病的发病机制最有可能是（ ）。
A. 抗原原位种植于肾脏
B. 免疫复合物沉积于肾小球
C. 改变肾脏正常抗原，诱导自身免疫反应
D. 机体产生自身抗体
E. 迟发型超敏反应
F. 链球菌溶血毒性对肾小球的损伤

（24~28 题共用题干）

患者，男性，45 岁。因患肾衰竭住院，需进行肾移植。

24. 移植前需进行何种检查以预防超急性排斥反应的发生（ ）。
A. HLA 细胞学定型试验
B. HLA 血清学定型试验
C. PHA 激发淋巴细胞转化试验
D. 淋巴细胞交叉毒性试验
E. 淋巴细胞亚群检测

25. 该患者移植 3 周后发现腰胀痛、排尿量减少，怀疑为（ ）。
A. 超急性排斥反应
B. 急性排斥反应
C. 宿主抗移植物反应
D. 慢性排斥反应
E. 血管缝合不佳

26. 该患者排斥反应的本质是（ ）。
A. Ⅰ型超敏反应
B. Ⅱ型超敏反应
C. Ⅲ型超敏反应
D. Ⅳ型超敏反应
E. Ⅴ型超敏反应

27. 此时进行细胞学检测，可发现（ ）。
A. T 细胞↑，CD4/CD8↑
B. T 细胞↑，CD4/CD8↓
C. T 细胞↓，CD4/CD8↓
D. T 细胞↓，CD4/CD8 正常
E. T 细胞↑，CD4/CD8 正常

28. 患者用免疫抑制剂后缓解。若长期使用，最常见的副作用为（ ）。
A. 诱发移植物抗宿主反应
B. 药物中毒
C. 过敏反应
D. 肿瘤发生率和病毒感染率增高
E. 自身免疫性疾病发病率增高

（29~32 题共用题干）

患者，男性，48 岁。因胸痛、呼吸困难4 小时入院。既往有高血压病史，入院前口服硝酸甘油无效。入院后体检发现CK-MB 34.0ng/ml，肌钙蛋白 4.21ng/ml，肌红蛋白 28.0ng/ml。

29. 根据患者上述表现，最可能的临床诊断是（ ）。
A. 急性主动脉夹层
B. 自发性气胸
C. 急性心肌梗死
D. 急性肺栓塞
E. 不稳定型心绞痛
F. 急性非特异性心包炎

30. 如果要排除肺动脉栓塞，应做到检查是（ ）。
A. 心电图

B. D–二聚体
C. 血常规
D. 胸部 X 线
E. PTCA
F. 胸部 MRI

31. 目前的研究发现，冠心病患者存在免疫细胞失衡，下列叙述正确的是（　）。
A. 冠心病患者体内 Th1 细胞功能亢进
B. 冠心病患者体内 IL–5、IL–4 和 IL–10 等水平升高
C. 冠心病患者体内 Th2 细胞功能亢进
D. 冠心病患者体内 IFN–γ、IL–6 和 MMP 水平升高
E. 冠心病患者体内 $CD8^+$ T 淋巴细胞功能紊乱
F. 冠心病患者体内 Treg 调节性 T 淋巴细胞功能较正常患者低下

32. 目前研究已经证实，炎症参与动脉粥样硬化的发生和发展，直至斑块破裂引起急性心肌梗死的全过程，下列分子中属于炎症生物标志物的是（　）。
A. 蛋白酶如金属基质蛋白酶–9（MMP–9）
B. IL–1
C. IL–18
D. 血管细胞黏附分子 1（VCAM–1）
E. IL–6
F. CRP

（33～37 题共用题干）

患儿，女性，3 岁。颈部淋巴结肿大伴头晕、乏力、纳差 2 个月。两颌下、颈部、腋窝及腹股沟淋巴结均肿大，胸骨有压痛，肝肋下 1cm，脾肋下 3cm，Hb 40g/L，WBC $18 \times 10^9/L$，血涂片中原始细胞占 87%，胞体较小，胞质未见 Auer 小体，涂片中有较多退化细胞。

33. 本病最可能的诊断是（　）。
A. 急性粒细胞白血病
B. 急性早幼粒细胞白血病
C. 急性淋巴细胞白血病
D. 急性单核细胞白血病
E. 急性粒–单核细胞白血病

34. 为了本病的诊断，以下哪项检查应作为首选（　）。
A. 淋巴结穿刺涂片
B. 骨髓细胞学检查
C. 肝功能检查
D. 细胞化学染色
E. 血常规检查

35. 对本病诊断后的分型，目前主张采用（　）。
A. 骨髓形态学分型法
B. 免疫分型法
C. FAB 分型法
D. MIC 分型法
E. 染色体核型检查

36. 在进行化疗过程中，患者出现了嗜睡、呕吐、抽搐等症状，脑脊液检查发现白细胞数增高；涂片中见到白血病细胞，则最可能的并发症是（　）。
A. 中枢神经系统白血病
B. 细菌性脑膜炎
C. 淋巴瘤
D. 病毒性脑炎
E. 以上都不是

37. 如经过化疗后，认为患者已达到完全缓解，下列哪项描述是错误的（　）。
A. 血象恢复，无白血病细胞
B. 原始细胞 <5%
C. 骨髓粒、红、巨核三系比例正常
D. 临床无浸润的症状和体征
E. 以上均不能判断是否缓解

（38~42 题共用题干）

患者，男性，46 岁。低热纳差 1 月余。查体：皮肤轻度黄疸，肝肋下 4cm、质硬、触及大小不等结节，ALT 40U/L，慢性乙型肝炎病史十年余。

38. 该患者应重点考虑哪种肝病（ ）。
 A. 大结节性肝硬化
 B. 慢性活动性肝炎
 C. 急性黄疸型肝炎
 D. 原发性肝癌
 E. 胆汁性肝硬化

39. 以下哪项检查对其早期诊断最有价值（ ）。
 A. AFP＋肝动脉造影
 B. AFP＋超声波检查
 C. AFP＋肝穿刺活检
 D. AFP＋放射性核素肝扫描
 E. AFP＋γ-GT

40. 该病的发生与以下哪种肝病有关（ ）。
 A. 慢性乙型肝炎
 B. 肝血管瘤
 C. 肝结核
 D. 肝囊肿
 E. 肝脓肿

41. 除基础肝病外，该病的发生与以下哪种因素有关（ ）。
 A. 饮酒
 B. 寄生虫感染
 C. 肠道感染
 D. 营养不良
 E. 进食霉变玉米、花生

42. 该病晚期最常见的致死并发症是（ ）。
 A. 肝癌结节破裂出血
 B. 肝性昏迷
 C. 食管静脉曲张破裂出血
 D. 腹水继发感染
 E. DIC

（43~45 题共用题干）

患者，女性，37 岁。患 1 型糖尿病，半昏迷状态急诊入院。查体：昏迷，呼吸深且呈叹息样，每分钟 30 次，带有酮臭味；肺上界有啰音。实验室检查：血浆葡萄糖 30.4mmol/L、钾 5.8mmol/L，钠 122mmol/L、尿素 24.0mmol/L、肌酐 230μmol/L，尿糖（++++）、尿酮体（++），Hb 147g/L、WBC 15.7×10^9/L。

43. 根据以上临床表现，应初步诊断为（ ）。
 A. 脑出血致昏迷
 B. 肺部感染伴呼吸衰竭
 C. 糖尿病酮症酸中毒昏迷
 D. 糖尿病性高渗性非酮症昏迷
 E. 糖尿病乳酸酸中毒昏迷
 F. 急性肾功能不全伴代酸

44. 该患者动脉血气分析结果中，不可能出现（ ）。
 A. HCO_3^- 8mmol/L
 B. pH 7.05
 C. PCO_2 50mmHg
 D. AG 23mmol/L
 E. BE −14mmol/L
 F. TCO_2 9mmol/L

45. 该患者的血浆晶体渗透压为（ ）。
 A. 270mmol/L
 B. 290mmol/L
 C. 300mmol/L
 D. 310mmol/L
 E. 330mmol/L
 F. 350mmol/L
 G. 360mmol/L

参考答案

一、单选题

1. A	2. D	3. C	4. A	5. C	6. D	7. E	8. E	9. C	10. E
11. B	12. B	13. A	14. A	15. E	16. C	17. E	18. C	19. D	20. C
21. B	22. E	23. C	24. C	25. D	26. A	27. C	28. E	29. E	30. E
31. A	32. D	33. C	34. D	35. B					

二、多选题

1. ABCE	2. ABCE	3. ABDE	4. BCE	5. ACE
6. CE	7. ABCE	8. ABCD	9. BE	10. ABC
11. ABCD	12. ACE	13. ABCDE	14. BCE	15. ACDE
16. BCDE	17. BCDE	18. BE	19. ABCE	20. ABCDE

三、案例分析题

1. CDE	2. ABD	3. ACE	4. ABCD	5. ABCDE
6. ABCDE	7. ABCD	8. ABCDE	9. ABC	10. ABCDEG
11. ACEF	12. ABCDE	13. ABCDEF	14. B	15. E
16. A	17. C	18. A	19. C	20. ABCDF
21. B	22. E	23. ABC	24. D	25. B
26. D	27. A	28. D	29. C	30. BE
31. ADF	32. ABCDEF	33. C	34. B	35. D
36. A	37. E	38. D	39. B	40. A
41. E	42. B	43. C	44. C	45. D

高级卫生专业技术资格考试用书
临床医学检验学模拟试卷（三）

中国协和医科大学出版社
北　京

模拟试卷（三）

一、单选题（以下每道考题有5个备选答案，请选择1个最佳答案）

1. 静脉采血时，错误的操作是（　）。
   A. 见回血后松开压脉带
   B. 进针时使针头斜面和针筒刻度向上
   C. 未拔针头而直接将血液打入容器
   D. 从内向外消毒穿刺部位皮肤
   E. 如需抗凝应轻轻混匀

2. 有关尿亚硝酸盐的检测，错误的叙述是（　）。
   A. 阳性提示泌尿系统感染
   B. 尿路感染致病率最高的是大肠埃希菌属
   C. 阴性结果可排除菌尿的可能
   D. 标本被亚硝酸盐或偶氮试剂污染可呈假阳性
   E. 标本放置时间过久可呈假阳性

3. 缺铁性贫血患者经铁剂治疗有效，首先观察到的是（　）。
   A. 网织红细胞、RBC、和Hb都无变化
   B. 网织红细胞先升高，随后RBC和Hb升高
   C. 网织红细胞无变化，RBC和Hb升高
   D. 网织红细胞先下降，随后RBC和Hb升高
   E. RBC和Hb先升高，随后网织红细胞升高

4. 速发型超敏反应时，外周血中常升高的细胞是（　）。
   A. 嗜酸性粒细胞
   B. 中性杆状核粒细胞
   C. 中性粒细胞
   D. 中性分叶核粒细胞
   E. 嗜碱性粒细胞

5. 患者，女性，36岁。外周血检查结果：RBD $3.5\times10^{12}/L$，网织红细胞百分率15%，其网织红细胞绝对值应为（　）。
   A. $5.25\times10^{12}/L$
   B. $525\times10^{9}/L$
   C. 525/L
   D. $525\times10^{12}/L$
   E. $52.5\times10^{9}/L$

6. 在浆膜腔积液同一涂片中，作为测量其他细胞大小的“标尺”细胞是（　）。
   A. 白细胞
   B. 红细胞
   C. 淋巴细胞
   D. 浆细胞
   E. 吞噬细胞

7. 患者，男性，44岁。发现有动脉硬化症状。查体：见角膜有老年性色素环。查血：TC 12.00mmol/L，TG 2.6mmol/L。最可能的诊断是（　）。
   A. 混合性高脂血症
   B. Ⅰ型高脂血症
   C. 家族性高胆固醇血症
   D. 高甘油三酯血症
   E. Ⅱ型高脂血症

8. 患者，男性，21岁。主诉：半年前开始发热，睡眠时汗多，咳嗽，痰多浓稠，有肺结核家史（母亲曾患肺结核）。查

体：面色苍白，胸部饱满，呼吸急促，浊音强，发现胸腔有大量积液。此患者初步考虑为肺结核，其积液标本除细胞计数、蛋白质、葡萄糖测定外，最有价值的检查是（　）。

A. ADA 及 ACE 测定

B. ADA 沉淀物抗酸染色

C. ADA 肿瘤细胞检查

D. ADA 及溶菌酶测定

E. ADA 沉淀物革兰染色

9. 免疫放射测定（IRMA）与 RIA 的区别中，论述错误的是（　）。

A. RIA 使用标记抗原，IRMA 使用标记抗体

B. RIA 中需对标记抗原抗体复合物、游离标记抗原分别做放射强度测定，IRMA 只测定上清液的放射强度

C. RIA 中抗体结合标记抗原的量与被测抗原浓度成反比关系，而 IRMA 中则相反

D. RIA 用于检测抗原，IRMA 用于检测抗体

E. IRMA 为非竞争结合，RIA 为竞争抑制

10. 患者外周血检查结果中，不符合巨幼细胞性贫血的是（　）。

A. MCH > 31pg

B. 红细胞中央淡染区扩大

C. MCHC 为 320~360/L

D. MCV > 92fl

E. RDW 为 18.5%

11. 尿液呈白色混浊，pH 8.5，离心后出现白色颗粒状沉淀。此沉淀可能为（　）。

A. 尿酸结晶

B. 亮氨酸结晶

C. 磷酸盐结晶

D. 非晶形尿酸盐

E. 磺胺结晶

12. 传染性单核细胞增多症患者血清中存在的嗜异性抗体在体内出现、高峰及持续的时间分别是（　）。

A. 出现于起病后 1~2 周，2~3 周滴定度最高，一般持续 3~6 个月

B. 出现于起病后 1 周内，2~3 周滴定度最高，一般持续终身

C. 出现于起病后 1 周内，1~2 周滴定度最高，一般持续 3~6 个月

D. 出现于起病后 1~2 周，2~3 周滴定度最高，一般持续终身

E. 出现于起病后 2~3 周，3~4 周滴定度最高，一般持续 3~6 个月

13. 患者，女性，31 岁。在鞋厂工作 4 年，近 1 个月来发热伴出血 2 周。Hb 60g/L，白细胞 4.3×10^9/L，分类正常；骨髓中原粒细胞 10%，早幼粒细胞 51%，凝血酶原时间 18 秒，正常对照 13 秒，血浆纤维蛋白原 0.19g/L。最可能的诊断是（　）。

A. 肝脏功能损伤

B. 急性型再生障碍性贫血

C. M_3 型白血病并发 DIC

D. 急性感染并发 DIC

E. 急性型原发性血小板减少性紫癜

14. 有关血清载脂蛋白 AⅠ、B 测定，叙述错误的是（　）。

A. 免疫透射比浊法是目前最常用的方法

B. 对所用抗血清的要求是特异性好、高亲和力与高效价

C. 多用兔抗人或羊抗人多克隆抗体制备合适的抗血清

D. 目前已有 WHO 认可的 ApoA Ⅰ 参考

冻干血清 SP1–01 及 ApoB 参考冻干血清 SP3–07

E. 应用 5～7 个不同浓度的定值血清，采用曲线拟合方式制备校准曲线

15. 患者，男性，64 岁。咳嗽、咳痰 10 余天，食欲不振、腹泻 3 天，神志不清伴抽搐 2 小时。糖尿病史 10 年，不规律口服降糖药治疗。确诊最有价值的检查是（ ）。

A. 血象
B. 胸片
C. 血糖、电解质
D. 脑 CT
E. 血脂、肝功能

16. 位于糖酵解、糖异生、磷酸戊糖途径、糖原合成和糖原分解各条代谢途径交汇点上的化合物是（ ）。

A. 6–磷酸葡萄糖
B. 1–磷酸葡萄糖
C. 乳酸
D. 3–磷酸甘油醛
E. 1–6–二磷酸果糖

17. 某患者动脉血气分析指标为：pH 7.36，PCO_2 4.0kPa，SB 19mmol/L，AB 18mmol/L，BE 5mmol/L。可考虑为（ ）。

A. 无酸碱平衡紊乱
B. 代偿型呼吸性碱中毒
C. 代偿型呼吸性酸中毒
D. 代偿型代谢性酸中毒
E. 代偿型代谢性碱中毒

18. 引起手足抽搐的原因是血浆中（ ）。

A. 离子钙浓度升高
B. 结合钙浓度升高
C. 结合钙浓度降低
D. 离子钙浓度降低
E. 离子钙浓度升高，结合钙浓度降低

19. 患者，男性，44 岁。因肝硬化抽腹水 1L 后出现意识障碍，精神恍惚，有错觉，嗜睡，扑击样震颤明显。查脑电图：节律变慢，出现每秒 4 次 θ 波。患者可能的疾病是肝性脑病。为进一步确诊此病，以下哪项检查价值最大（ ）。

A. 血氨
B. CT
C. 血糖
D. 血电解质
E. 肝功能

20. 关于胃液中的碱性黏液，以下说法中错误的是（ ）。

A. 由黏膜上皮细胞和腺体分泌
B. 可润滑食物及减少粗糙食物对胃黏膜的机械损伤
C. 主要成分为黏蛋白和 HCO_3^-，具较高的黏滞性
D. 构成了胃黏膜表面的“黏液–CO_3”屏障，保护胃黏膜免受胃酸的侵袭
E. 有免疫屏障作用

21. 患者，女性，35 岁。多尿、夜尿、乏力、腰痛 1 年，有重金属接触史。血压 145/90mmHg。尿常规：尿蛋白（++）、白细胞（+）、红细胞（+），肾上皮细胞管型（+）。尿蛋白电泳示小分子蛋白为主，尿蛋白测定，T–H 蛋白（+），β 微球蛋白（+），血钾 3.3mmol/L，血钙 1.6mmol/L。最有可能的疾病是（ ）。

A. 肾结核
B. 急性膀胱炎
C. 慢性间质性肾炎
D. 急性肾小球肾炎
E. 肾结石

22. 患者，男性，54 岁。压榨性中心性胸痛发作后 2 小时就诊。查体：面色苍白，出汗。血压 110/90mmHg，脉搏 78 次/分，心音正常。心电图示 ST 段抬高。实验室检查：钾 3.2mmol/L，钠 138mmol/L，尿素氮 9.2mmol/L，CK 90U/L。此患者应首先排除的疾病是（ ）。
A. 急性心肌梗死
B. 心力衰竭
C. 肺栓塞
D. 肺心病
E. 营养不良

23. 下丘脑-腺垂体激素分泌的反馈调节中，属于正反馈调节的是（ ）。
A. 生长激素对下丘脑 GHRH 的反馈调节
B. 甲状腺激素对腺垂体 TSH 的反馈调节
C. 甲状腺激素对下丘脑 TRH 的反馈调节
D. 糖皮质激素对腺垂体 ACTH 的反馈调节
E. 月经周期中排卵期前雌激素水平达高峰时，对 GnRH 及 LH 释放的反馈调节

24. 关于骨髓穿刺部位，以下说法错误的是（ ）。
A. 2~3 岁以下的婴幼儿可选取胫骨头内侧穿刺
B. 因胸骨骨髓液丰富，临床上胸骨穿刺最常用
C. 髂骨后上棘为临床上首选的穿刺部位
D. 取材部位不同，骨髓检查结果可能也不同
E. 定位穿刺临床上常用于骨髓转移癌、多发性骨髓瘤等疾病

25. 与子宫颈癌发生有关的病毒是（ ）。
A. EB 病毒
B. 肝炎病毒
C. 人类免疫缺陷性病毒
D. 反转录病毒
E. 人乳头瘤病毒

26. 抑癌基因失活的常见方式是（ ）。
A. 点突变
B. 碱化
C. 染色体易位
D. 插入
E. 甲基化程度降低

27. 多见于 2~7 岁儿童，发病急，发展快，高热，体温 40℃以上，中毒症状明显且发于病程前 24 小时，中毒症状重而消化道症状不一定重的疾病可诊断为（ ）。
A. 慢性菌痢迁延型
B. 慢性菌痢
C. 急性菌痢中毒型
D. 慢性菌痢急性发作型
E. 急性菌痢普通型

28. 急性化脓性胆囊炎患者外周血白细胞计数结果常为（ ）。
A. $(4\sim10)\times10^9/L$
B. $(10\sim15)\times10^9/L$
C. $(15\sim20)\times10^9/L$
D. $<20\times10^9/L$
E. $>20\times10^9/L$

29. 伤口内发现“硫磺颗粒”，提示为哪种菌感染（ ）。
A. 黄曲霉菌
B. 新型隐球菌
C. 衣氏放线菌

D. 金黄色葡萄球菌
E. 白假丝酵母菌

30. 速率散射比浊法测定的是以单位时间内（　）。
A. 抗原–抗体复合物形成的最长时间段的信号值
B. 抗原–抗体复合物形成的最快时间段的信号值
C. 抗原–抗体复合物形成的最稳定时间段的信号值
D. 抗原–抗体复合物形成最大量时间段的信号值
E. 以上都不是

31. 患者，女性，42 岁。咳嗽，干咳，呈刺激性，偶有咳少量黏稠痰，受寒冷刺激加重，伴气促，每天晚间、清晨均有剧咳而影响睡眠，用过青霉素、氨苄西林、头孢菌素和多种祛痰止咳剂未能缓解。查体：双肺散在哮鸣音，心脏(–)。该患者发作期间哪项免疫球蛋白最有可能升高（　）。
A. IgA
B. IgG
C. IgM
D. IgD
E. IgE

32. 血友病甲是缺乏凝血因子（　）。
A. Ⅺ
B. Ⅷ
C. Ⅸ
D. Ⅶ
E. Ⅻ

33. 患者血清嗜异性凝集试验效价为 1∶224，用豚鼠肾吸收后为 1∶56，用牛红细胞吸收后为，可以辅助诊断（　）。
A. 血清病
B. 病毒性肺炎
C. 传染性单核细胞增多症
D. 霍奇金病
E. 冷凝激素综合征

34. 患者，男性，53 岁。1 年前经血清 TM、结肠镜等检查，确诊为结肠癌，之后行手术切除肿瘤。该患者每 3 个月化验血清 TM，术后第 4 次血清复检，结果显示：AFP 30μg/L，CEA 40μg/L。应首先考虑（　）。
A. 肿瘤根治
B. 结肠癌复发
C. 原发性肝癌
D. 急性结肠炎
E. 慢性结肠炎

35. 执行细胞免疫排斥同种异体移植物和杀伤靶细胞的效应细胞是（　）。
A. 细胞毒性 T 细胞
B. 抑制性 T 细胞
C. 辅助性 T 细胞
D. 调节 T 细胞
E. 诱导抑制性 T 细胞

二、多选题（以下每道考题有 5 个备选答案，每题至少有 2 个正确答案）

1. 关于质控品的使用，以下做法错误的是（　）。
A. 使用质控品时实验室要重复检测来决定每一批号质控品在本室的统计学参数
B. 质控品必须按患者标本那样进行检测
C. 可以直接使用定值质控品的定值作为室内质量控制的靶值

D. 若使用定值质控品的定值作为室内质量控制的靶值，要保证声称的定值和所用的方法学和仪器相匹配，并被实验室所证实
E. 更换新批号的质控品，不需重新确立统计学参数

2. 尿标本采集时，患者的准备包括（　）。
A. 用药控制
B. 饮食控制
C. 器材准备
D. 清洁局部
E. 标本状况

3. 关于血红蛋白尿，正确的是（　）。
A. 显微镜检查无红细胞
B. 多为酱油色
C. 隐血试验阳性
D. 可伴有管型
E. 多见于急性肾炎

4. 酶法测定血清 TG 的反应中间产物有（　）。
A. 磷脂
B. 甘油
C. 脂肪酸
D. 胆固醇
E. 糖脂

5. 关于椭圆形红细胞，正确的说法是（　）。
A. 置于高渗、低渗溶液内其椭圆形会发生改变
B. 可见于大红细胞性贫血
C. 因红细胞膜缺陷所致
D. 正常人血涂片中此类细胞约占 2%
E. 超过 25%，对遗传性椭圆形红细胞增多症有诊断价值

6. 对浆膜腔积液显微镜检查，正确的叙述是（　）。
A. 标本采集后应立即检查
B. 细胞计数通常采用手工法
C. 凝固标本应取上清液进行细胞计数
D. 有核细胞较少时可增加计数容积
E. 有成堆的组织细胞，不用报告

7. 骨髓增生异常综合征的病态造血可见（　）。
A. 巨大血小板
B. 多个圆形巨核
C. 多核巨组织细胞
D. 单圆核巨核
E. 小巨核细胞

8. Ⅳ型高脂蛋白血症血脂表现不正确的是（　）。
A. 脂蛋白电泳时前 β 脂蛋白带深染
B. 血浆 TG 升高
C. 血浆静置试验结果多呈混浊状
D. 血浆 CM 水平明显增加
E. 血浆总胆固醇和 LDL-C 水平明显增高

9. 根据临床表现的不同，原发性卟啉症可分为（　）。
A. 混合型
B. 溶血型
C. 神经型
D. 皮肤型
E. 无症群型

10. 成人糖尿病可有的临床表现包括（　）。
A. 肥胖
B. 视力障碍
C. 多尿、烦渴
D. 感染后突然发病伴体力衰退
E. 非酮症高渗性昏迷

11. 以下关于胆固醇的说法哪些是正确的（　）。
A. 乙酰 CoA 是合成胆固醇的原料

B. 胆固醇是合成胆汁酸的前体
C. 检测胆固醇的常规方法是 GPO-PAP 法
D. 肝是合成胆固醇的主要场所
E. HMGCoA 还原酶是胆固醇合成的限速酶

12. 作为冠心病辅助诊断的常用指标是（　）。
A. AST
B. HDL-C
C. TC
D. TG
E. LD

13. PEG 比浊法检测非抗原特异性循环免疫复合物应注意的有（　）。
A. 温度、离心速度和时间应严格掌握
B. 应空腹采血
C. 标本反复冻融可引起浊度增加
D. 2% PEG 只能沉淀较小分子的循环免疫复合物
E. 温度每升高 1℃，A 值就下降 0.02

14. 大吞噬细胞与溶组织阿米巴大滋养体的鉴别要点是（　）。
A. 伪足
B. 大小
C. 运动
D. 胞核、内外质
E. 吞噬的物质

15. 可进行直接显微镜检查的梅毒患者标本是（　）。
A. 淋巴结穿刺液
B. 病损组织
C. 下疳分泌物
D. 皮疹渗出液
E. 血清、血浆

16. 有关新型隐球菌的正确描述是（　）。
A. 有宽大荚膜及鞭毛
B. 圆形，可多边出芽
C. 可引起脑膜炎
D. 大小与葡萄球菌相同
E. 可用墨汁染色和革兰染色检查

17. 骨髓造血功能异常所致贫血见于（　）。
A. 溶血性贫血
B. 白血病
C. 再生障碍性贫血
D. 恶性肿瘤骨髓转移
E. 巨幼细胞性贫血

18. 肿瘤标志物的临床应用主要有（　）。
A. 肿瘤的鉴别诊断与分期
B. 肿瘤的早期发现
C. 肿瘤的预后判断
D. 肿瘤治疗方案的选择
E. 肿瘤的疗效监测及复发预测

19. 关于肿瘤特异性抗原（TSA），以下叙述正确的是（　）。
A. 指仅表达于肿瘤组织而不存在于正常组织中的抗原
B. 自发性肿瘤很难检测到 TSA
C. 化学物质诱发的 TSA 有高度的个体特异性
D. TSA 主要诱导机体产生细胞免疫应答
E. 病毒诱发的肿瘤细胞表面 TSA 多系病毒基因表达成分

20. 溶血反应原因有（　）。
A. A 亚型不合或 Rh 及其他血型不合时
B. 误输 ABO 血型不合的血液
C. 供血者之间血型不合
D. 输入有缺陷的红细胞
E. 受血者患自身免疫性贫血时

三、案例分析题（每个案例至少有3个提问，每个提问有多个备选答案，其中正确答案有1个或几个）

（1~3题共用题干）

核酸提取纯化过程中，所用试剂各有其作用。

1. 在临床标本处理的第一步，常使用去垢剂如Triton X-100，其作用是（　）。
   A. 助溶剂
   B. 灭菌
   C. 稳定剂
   D. 裂解细胞
   E. 与蛋白质结合
   F. 调节缓冲液的pH

2. 在核酸提取纯化过程中，使用蛋白酶K的作用是（　）。
   A. 沉淀核酸
   B. 消化结合于核酸的蛋白质
   C. 调节缓冲液的pH
   D. 消化核酸
   E. 使核酸变性
   F. 稳定核酸

3. 可使用有机溶剂提取核酸，常用的有机溶剂为（　）。
   A. 乙腈
   B. 酚
   C. 氯仿
   D. 甲酸
   E. 乙酸
   F. 乙醚

（4~6题共用题干）

患者，男性，37岁。近半年来常感腹痛，排粪次数增多，呈果酱样糊状外观，进行抗生素治疗未见好转。血常规：WBC $16.4\times10^9/L$，中性分叶核粒细胞0.75。尿常规正常。粪常规：脓性黏液粪便带血，腥臭味；镜检WBC（++），RBC（++++）并成堆，吞噬细胞多量和夏科–莱登结晶少许。

4. 可能出现果酱样粪便的情况有（　）。
   A. 霍乱
   B. 阿米巴痢疾
   C. 肠套叠
   D. 进食大量番茄
   E. 食用大量巧克力
   F. 胃溃疡

5. 患者疾病可能的诊断是（　）。
   A. 肠伤寒
   B. 胃肠炎
   C. 肠套叠
   D. 阿米巴痢疾
   E. 消化道肿瘤
   F. 胃溃疡

6. 欲检查阿米巴滋养体，对标本采集的特殊要求有（　）。
   A. 立即送检
   B. 采集粪便脓血部位标本
   C. 保温送检
   D. 标本量应>30g
   E. 最好于晚间采集标本
   F. 静置后送检

（7~11题共用题干）

患者，男性，31岁。婚后3年未育。性生活正常，偶出现阴囊潮湿。B超检查：性腺未见异常。要求做精液检查。

7. 精液检查的目的有（　）。
   A. 输精管结扎术疗效观察
   B. 计划生育科研
   C. 辅助诊断男性生殖系统疾病
   D. 评估男性生育功能

E. 为精子库筛选优质精子
F. 法医学鉴定

8. 以下关于精液标本采集说法正确的是（　）。
A. 最理想的方法是体外排精法
B. 标本采集前禁欲10天
C. 一般应连续检查2~3次
D. 标本采集后应装在洁净的塑料试管内
E. 标本采集后应注意保温
F. 最理想的方法是手淫法

9. 结果属正常的是［提示：患者精液报告：精液量3ml，乳白色，60分钟精液未完全液化，精子计数88×10^9/L，正常形态精子为65%，精子活率78.4%。精子活动力：射精后1小时内，a级（快向前）26.8%，b级（慢直前）11.3%］（　）。
A. 精液颜色
B. 精子形态
C. 精液量
D. 精子密度
E. 精子活率
F. 精子活动力

10. 会导致精液检查异常的因素有（　）。
A. 服用环磷酰胺
B. 精索静脉曲张
C. 放射性物质
D. 先天性精囊缺如
E. 前列腺炎
F. 输精管缺陷
G. 重金属损害
H. 工作劳累

11. 假如以上检查结果均正常，患者需做抗精子抗体检测，下列可以选用的方法有（　）。
A. 精子凝集试验
B. 免疫珠试验
C. 精浆免疫球蛋白测定
D. 精浆免疫抑制物测定
E. 精子制动试验
F. 混合抗免疫球蛋白试验

（12~14题共用题干）

患儿，女性，2岁。高热4天伴咳喘，嗜睡、面色苍白，左背叩诊浊音，偶闻少许中、细湿啰音。胸部X线片提示左下肺大片阴影。

12. 该患儿最有可能患的是（血常规WBC 9×10^9/L，N 0.56）（　）。
A. 金黄色葡萄球菌肺炎
B. 腺病毒肺炎
C. 肺炎双球菌肺炎
D. 呼吸道合胞病毒肺炎
E. 肺炎支原体肺炎
F. 流感病毒肺炎

13. 能帮助快速诊断的检查是（　）。
A. 血常规
B. 咽拭子做病毒分离
C. 痰液细菌培养
D. 间接免疫荧光法测特异性IgM抗体
E. 血清IgG抗体效价检查
F. 胸部X线片
G. PCR技术检测病毒核酸

14. 有关此病原微生物引起的疾病，下列哪项是正确的（　）。
A. 肺炎
B. 咽炎
C. 流行性角膜炎
D. 先天性畸形
E. 小儿腹泻
F. 出血性膀胱炎
G. 脑炎

（15~17 题共用题干）

患者，男性，26 岁。有不洁性交史及吸毒史，近半年来出现体重下降、腹泻、发热、反复出现口腔真菌感染，初诊为 AIDS。

15. 确诊时需要参考的主要检测指标是（　）。
 A. AIDS 患者的补体
 B. HIV 相应的抗体
 C. HIV 相应的抗原
 D. HIV 相关的 CD8 细胞
 E. HIV 关的 CD4 细胞
 F. HBV 相应的抗原及抗体

16. HIV 的感染特点有（　）。
 A. 引起机体免疫功能下降
 B. 潜伏期长
 C. 易并发机会感染
 D. 可通过垂直传播导致胎儿感染
 E. 易并发肿瘤
 F. 死亡多发生于临床症状出现后的 2 年之内，5 年病死率约为 90%

17. HIV 感染后，机体（　）。
 A. 可产生细胞免疫，清除病毒
 B. 可产生中和抗体，急性期可降低血清中病毒抗原量，但不能清除体内病毒
 C. 可产生中和抗体，清除病毒
 D. 最后细胞免疫降低，并发各种感染
 E. 无免疫应答
 F. 可产生中和抗体，清除病毒，并同时产生细胞免疫

（18~24 题共用题干）

患者，男性，26 岁。1 年来面色苍白，乏力，气短。检验结果：RBC $2.5\times10^{12}/L$，Hb 55g/L，MCV 74fl，MCH 20pg，MCHC 300g/L，Ret 1.5%，血涂片红细胞浅染区扩大，初步诊断缺铁性贫血。

18. 以下实验室检查最有诊断意义的是（　）。
 A. 骨髓内外铁染色
 B. 血清铁测定
 C. 血清铁饱和度测定
 D. 血清总铁结合力测定
 E. MCV、MCH、MCHC

19. 进行血清铁检查时，有可能是以下哪种情况（　）。
 A. 血清铁减少，总铁结合力增加
 B. 血清铁减少，血清铁蛋白增加
 C. 血清铁减少，血清铁饱和度增加
 D. 血清铁减少，总铁结合力减少
 E. 血清铁减少，红细胞内游离原卟啉减少

20. 可以确诊为缺铁性贫血的实验是（　）。
 A. 细胞内铁正常，细胞外铁正常
 B. 细胞内铁正常，细胞外铁减少
 C. 细胞内铁减少，细胞外铁增加
 D. 细胞内铁增加，细胞外铁增加
 E. 细胞内铁减少，细胞外铁减少或增加

21. 关于改良 Neubauer 计数板结构的叙述，正确的是（　）。
 A. 白细胞计数采用计数池四角上的 4 个大方格
 B. 红细胞计数采用中央大方格 5 个中方格
 C. 每个中方格用双线分成 25 个小方格
 D. 每个大方格面积为 $0.1mm^2$
 E. 中央大方格用双线分成 16 个中方格

22. 手工红细胞计数的稀释液为（　）。
 A. Hayem 稀释液
 B. 甲醛枸橼酸盐稀释液
 C. 生理盐水

D. EDTA-K_2溶液
E. 肝素钠溶液

23. 巨幼细胞性贫血患者外周血涂片易见（ ）。
A. 巨多核中性粒细胞
B. 大红细胞
C. 巨大血小板
D. 靶形红细胞
E. 红细胞中央淡染区扩大

24. 可用肝素作抗凝剂的检验项目（ ）。
A. 凝血象检查
B. 白细胞形态检查
C. 红细胞比容
D. 红细胞计数
E. 红细胞渗透脆性检查

25. 不宜用肝素作抗凝剂的检查（ ）。
A. 红细胞渗透脆性检查
B. 白细胞形态检查
C. 凝血象检查
D. 红细胞比容
E. 红细胞计数

（26~27 题共用题干）

患者，男性，25 岁。发热、头痛、恶心、呕吐。查体示颈项强直。脑脊液穿刺，取 3 管标本均呈白色混浊状。实验室检查：葡萄糖 1.4 mmol/L，白细胞 950×10^6/L，镜检见革兰阴性球菌。

26. 如果采用葡萄糖氧化酶法进行脑脊液糖定量，应排除的干扰因素是（ ）。
A. 半乳糖
B. 果糖
C. 氟化钠
D. 维生素 C
E. 过氧化氢
F. 乙醇

27. 脑脊液葡萄糖含量减低，可见于（ ）。
A. 颅脑外伤
B. 脑震荡
C. 脑膜肿瘤
D. 脑弓形虫病
E. 化脓性脑膜炎
F. 脑血栓

（28~30 题共用题干）

患者，男性，63 岁。查体：既往无特殊病史。胸部 X 线、B 型超声检查未见异常，血常规、尿常规、生化等实验室检查结果正常，但化学法粪隐血试验阳性。

28. 医师下一步宜（ ）。
A. 嘱受检者进行 CT 检查
B. 询问受检者近期服药和膳食情况
C. 嘱受检者进行心电图检查
D. 联系实验室验证结果的可靠性
E. 嘱受检者素食 3 天后再做粪隐血试验
F. 行乙状结肠镜检查

29. 血红蛋白降解不会影响检测结果的隐血检测方法是（ ）。
A. 胶体金法
B. 邻联甲苯胺
C. 磺基水杨酸法
D. 氨基比林（匹拉米洞）法
E. 血红蛋白荧光法
F. 愈创木酯法

30. 受检者胶体金法粪隐血试验呈阳性，则应考虑的诊断或进一步检查是（ ）。
A. 痔疮出血
B. 肠套叠
C. 消化道溃疡
D. 消化道肿瘤

E. 肠镜检查
F. 脂肪泻

（31～33 题共用题干）

患儿，男性，4 岁。食欲减退，体温 38.7℃。手掌心、脚掌心均有疱疹，疱疹周围发红。口腔黏膜有溃疡，疼痛明显。

31. 该患儿诊断首先考虑（　）。
A. 风疹
B. 手足口病
C. 急性荨麻疹
D. 猩红热
E. 水痘
F. 湿疹

32. 此疾病的病原体可能包括（　）。
A. 腺病毒
B. 埃可病毒
C. 风疹病毒
D. 肠道病毒 71 型
E. 麻疹病毒
F. 柯萨奇病毒

33. 该病病原体的检查方法主要有（　）。
A. 细菌培养
B. 分子生物学检测
C. 病毒分离培养
D. 酶联免疫吸附试验
E. 中和试验
F. 血常规检查

（34～37 题共用题干）

患者，男性，64 岁。1 个月以来厌食、恶心、头晕、乏力伴皮肤黄染。检验：血红蛋白 80g/L，网织红细胞 5%；红细胞脆性试验轻度增加；尿胆红素阴性，尿胆原强阳性，尿潜血检查阴性，血清总胆红素 76.15μmol/L，ALT＜40U/L。拟诊为溶血性贫血

34. 为明确溶血病因，宜首选下列哪项实验室检查（　）。
A. Coombs 试验
B. 自身溶血试验
C. Ham 试验
D. 血红蛋白电泳
E. 高铁血红蛋白还原试验

35. 如上述试验阴性，结合其他检查，除下列哪种疾病外，均可不予考虑（　）。
A. 新生儿溶血症
B. 免疫性溶血性贫血
C. 遗传性球形红细胞增多症
D. 异常血红蛋白病
E. 珠蛋白生成障碍性贫血

36. 假如患者出现酱油样尿，高铁血红蛋白还原试验及荧光点试验（+），可能的诊断是（　）。
A. 珠蛋白生成障碍性贫血
B. 不稳定血红蛋白病
C. PK 酶缺乏症
D. PNH
E. G-6-PD 缺乏症

37. 该患者实验室检查不会出现（　）。
A. 血清铁蛋白升高
B. 外周血出现有核红细胞
C. 红细胞寿命缩短
D. 血清结合珠蛋白降低
E. 网织红细胞计数升高

（38～40 题共用题干）

某实验室 2017 年 3 月质控图中，质控品（批号 12354）PT 设定的中心线 13.5s，对应的标准差 0.5s，连续两天该质控品检测结果分别为 14.6s 和 14.8s。

38. 第二天质控结果违背了质控规则（　）。

A. R_{4s}

B. 1_{3s}

C. 1_{2s}

D. 2_{2s}

E. 4_{1s}

F. $10\overline{x}$

39. 该分析批的误差类型最大的可能为（　）。

A. 随机误差

B. 偶然误差

C. 系统误差

D. 不明原因

E. 平均误差

F. 固定误差

40. 实验室应该如何分析失控（　）。

A. 随机误差

B. 仪器光源出现故障

C. 质控品的失效或配制错误

D. PT 试剂配制错误或失效

E. 采用不正确的控制限范围

F. 采用不正确的质控规则

（41～45 题共用题干）

患者，男性，33 岁。夜尿增多近半年，乏力 1 个半月就诊，尿常规示尿蛋白（+++），尿素氮 44mmol/L，肌酐 987μmol/L。

41. 该患者最可能的诊断是（　）。

A. 急性肾盂肾炎

B. 急性肾小球肾炎

C. 肾病综合征

D. 慢性肾小球肾炎、慢性肾功能不全

E. 慢性尿路感染

42. 现进行移植前准备，为预防超急性排斥反应，应行以下哪项检查（　）。

A. HLA 基因定型

B. HLA 细胞学定型

C. HLA 血清学定型

D. PHA 激发的淋巴细胞转化试验

E. 淋巴细胞交叉毒性试验

43. 该患者移植术后 6 个月后发现肾区痛，尿量减少，预示（　）。

A. 急性肾小球肾炎

B. 急性排斥反应

C. 超急性排斥反应

D. 移植物抗宿主反应

E. 慢性排斥反应

44. 该排斥反应的本质是（　）。

A. Ⅰ型超敏反应

B. Ⅱ型超敏反应

C. Ⅲ型超敏反应

D. Ⅳ型超敏反应

E. 以上都不对

45. 患者用免疫抑制剂后缓解，长期服用最常见的副作用是（　）。

A. 诱发自身免疫病

B. 药物中毒

C. 肿瘤发生率和病毒感染率增高

D. 严重细菌感染

E. 以上都不对

参考答案

一、单选题

1. C	2. C	3. B	4. E	5. B	6. C	7. C	8. B	9. D	10. B
11. C	12. A	13. C	14. D	15. C	16. A	17. D	18. D	19. A	20. E
21. C	22. A	23. E	24. B	25. E	26. A	27. C	28. E	29. C	30. B
31. E	32. B	33. C	34. B	35. A					

二、多选题

1. CE	2. ABD	3. ABC	4. BC	5. BCE
6. ABD	7. ABDE	8. DE	9. ACDE	10. ABE
11. ABDE	12. BCD	13. ABCE	14. CD	15. ABCD
16. BCE	17. BCD	18. ABCE	19. ABCDE	20. ABCDE

三、案例分析题

1. D	2. B	3. BC	4. BCE	5. CD
6. ABC	7. ABCDEF	8. CDEF	9. ACDEF	10. ABCDEFG
11. ABEF	12. B	13. DG	14. ABCEF	15. B
16. ABCDEF	17. BD	18. A	19. A	20. E
21. AB	22. ABC	23. ABC	24. CDE	25. BC
26. CDE	27. CDE	28. BDE	29. AE	30. CDE
31. B	32. BDF	33. BCDE	34. A	35. C
36. E	37. A	38. D	39. C	40. BCD
41. D	42. E	43. B	44. D	45. C